うつにならないための法話

和田真雄

法藏館

目次

1 はじめに　5

2 うつになりにくい個性となりやすい個性
うつの分析その1
一　楽観型の個性と悲観型の個性、あなたはどちらですか　9
①周りの人が自分をチラ見して通り過ぎていく　10
②道端でホームレスの行動を見て　12
③仕事でミスをして、上司にしっかり叱られたとき　13
二　楽観型の人は心配することがない　16
三　楽観型の人は、生きていることを喜べる　18

3 うつになりやすい悲観型の個性
うつの分析その2
一　典型的な悲観型の私が経験した心の落ち込み　20
二　前向きに考えることができない悲観型　22
三　人生の喜びも心配の種になってしまう悲観型　27
四　自分がどれほどストレスを感じやすいかを知る　29

④ うつの分析 その3
うつになるきっかけを作りやすい個性と作りにくい個性
一　バランス型の個性と極端型の個性、あなたはどちらですか　34
二　うつになるきっかけを作りやすい極端型の個性とは　36
①人づきあいのバランス型と極端型　36
②仲良くしたいという思いのバランス型と極端型　38
③好き嫌いのバランス型と極端型　40
④何かを判断し、決めるときのバランス型と極端型　42
三　あなたに極端型の個性はありましたか　44

⑤ うつのきっかけ その1
人づきあいの極端型
一　人づきあいの極端型の特徴　47
二　子育てにストレスを感じ、自分を責めた母親　50

⑥ うつのきっかけ その2
仲良くしたいという思いの極端型
一　仲良くしたいという思いの極端型の特徴　53
二　良い人と思われたいと願った果てにうつになってしまった　55

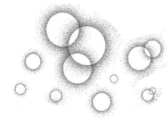

7 うつのきっかけ その3　好き嫌いの極端型

一　好き嫌いの極端型の特徴　59
二　楽しいはずの結婚生活にもストレスを感じてしまう　61

8 うつのきっかけ その4　何かを判断し、決めるときの極端型

一　何かを判断し、決めるときの極端型の特徴　65
二　社長の期待に応えられなくてうつになってしまった　67

9 うつにならないための方法　自分のありのままを伸び伸びと生きる

一　自分の個性を意識してストレスをためない　72
二　自分のありのままを、ありのままに受け止める　76
三　それぞれの個性には、良い面と悪い面がある　82
四　個性のままに光り輝く　86
五　それぞれに安立する世界を開く　90

あとがき　93

挿絵・上山靖子

1 はじめに

この本は、うつにならないためにはどうすればいいのかを、解説するために書かれたものです。うつになりやすい傾向や、うつになるきっかけについて具体的に知ることによって、うつになりそうな気配をいち早く察知できるようにして、深刻なうつにならない方法を解説しました。

私は、長い間カウンセラーをしていて、うつになりやすい個性があるということに気づきました。そして同時に、うつとは縁のない個性があることもわかりました。それは、言葉を換えていえば、ストレスを感じやすく、さらにストレスをためやすい人はうつになりやすく、ストレスをためない人はうつになりにくいということです。そこでまず、うつになりやすい個性と、なりにくい個性とはどのようなものかを解説します。それを読んで、自分がどちらの個性に寄っているかを判断してください。

その結果、自分がうつとは無縁の世界を生きているということがわかった人は、うつになりやすい個性とはどのようなものかを学ぶために、読み進めてください。それによって、家族や職場の同僚がうつになったとき、その心の内面を正しく理解して、適切な関わりができるようになります。

また、自分がうつになりやすい個性に近いとわかった人は、うつにならないためにはどうすればいいのかを真剣に学ぶために、読み進めてください。

次に、うつになりやすい個性を持っていたとしても、すべての人がうつになるわけではありません。うつになる直接のきっかけというものが人それぞれにあって、それが何かを分析していくと、人によって特にストレスを感じやすい状況が違うということがわかりました。そして、その特にストレスを感じやすい状況の中で無理をしたことがきっかけとなって、深刻なうつに進んでしまうということがわかったのです。

そこで、ストレスを感じやすいいくつかの特徴的な状況について、あなたがうつになるきっかけを作りやすい個性を持っているかどうかを判定してみましょう。それによって、あなたがどれほどうつになりやすいのか、またうつになりにくいのかがより詳しく判断できます。

さらに、うつになるきっかけを持つ人が、どのような状況でうつになっていくのかを、具体的な事例によって説明します。それによって、あなたが感じているストレスがどのようにして起きてくるのかを理解してください。そして、自分でストレスをコントロールできるようになってください。そうすれば、深刻なうつに進むことを防ぐことができます。

しかし、ストレスを感じることを恐れ、ストレスを避けるだけの人生を送るわけにはいきません。それによって、深刻なうつにはならなかったとしても、それでは後ろ向きの人生になってしまいます。ですから、うつになりやすい個性が持っている前向きな一面を解説し、自分の個性のままに充実した人生を送る道を解説します。うつになりやすい人であっても、その人なりに手応えを感じて、精一杯に生き切ることはできるのです。それをしっかりと意識することで、うつにならないだけではなく、自分らしく充実した人生を開いていく道を明らかにします。

人間の個性には、良い悪いはありません。ですから、それぞれの個性の特性をしっかりと意識して、自分らしい生き方をすれば、それぞれに生きがいを持って生きていく人生が開かれるのです。ところが、私たちは、「ありのままの自分」を受けいれることが苦手なのです。自分の欠点は、自分が一番よく知っています。そのために、心の奥底で自分の欠点を嫌い、他人にあこがれたり、他人をうらやんだりして、「ありのままの自分」を変えていきたいと、切実に願うことが多いのです。しかし、「ありのままの自分」を素直に受けいれることができなければ、どの方向に自分を変えればいいのかも、ほんとうにはわからないのです。そのために、自分を変えたいと思いながら、より深い迷いに踏み込んでしまうことになるのです。

そこで最後に、「ありのままの自分」を引き受けることの意味を、仏教の智慧に学びます。仏教では、自分のありのままを受けいれることが、そのままですべての人をありのままで受けいれることであり、それが共生社会を開く道であると説かれるのです。そのような、仏教の智慧を学ぶことによって、自分らしい人生を前向きに生きる世界を、よりたしかなものにすることができます。それによって、それぞれに自分らしい人生を、前向きに生きる道を見つけてください。

② うつの分析・その1
うつになりにくい個性となりやすい個性

一　楽観型の個性と悲観型の個性、あなたはどちらですか

私は、三十歳をこえてから本格的にカウンセリングを学びはじめ、そして、四十歳で結婚および家族の問題を中心にするカウンセラーとして活動をはじめました。そして、長くカウンセリングを続けることで、人間の個性についての理解が深くなり、その結果、うつになりにくい個性とうつになりやすい個性があることがわかりました。

うつになりにくい個性というのは、全体を肯定的にとらえ、楽観的に考えるタイプです。これを楽観型ということにします。それに対して、うつになりやすい個性とは、全体を否定的にとらえ、悲観的に考えるタイプです。これを悲観型ということにします。

最初に、あなたが楽観型の個性か悲観型の個性かを判定してみましょう。多くの人は、自分の個性はおおよそわかっていると思っています。ところが、実際には、大きな思い

違いをしていることも多いのです。ですから、この機会にぜひ、自分がどのような個性を持っているのかを正しく判定してみてください。

これから、三つの状況を示します。その三つの場面で、どのような思いが心に浮かぶかで、あなたが楽観型か悲観型かがわかります。どのような思いが自分の心に浮かぶかをしっかりと見極めて、自分がどちらのタイプに近いかをしっかりと判定してください。

①周りの人が自分をチラ見して通り過ぎていく

最初は、「駅の通路を一人で歩いていて、通りすがりの人が、みんなチラチラと自分のほうを見ながら通り過ぎていったら、あなたはどう思いますか」というものです。さあ、あなたは、どのような思いが心に浮かびますか。

悲観型の人は、否定的な思いが湧《わ》いてきます。

「駅の通路を歩いていて、みんなが自分のほうをジロジロ見て行ったら、『寝癖がなおっていなかったのかな。それとも、シャツがズボンから出てるのかな』など、自分のどこかが変でみんなが見てると思う。だからすぐに、トイレに行って鏡を見ておかしいところがないか確認したくなる」

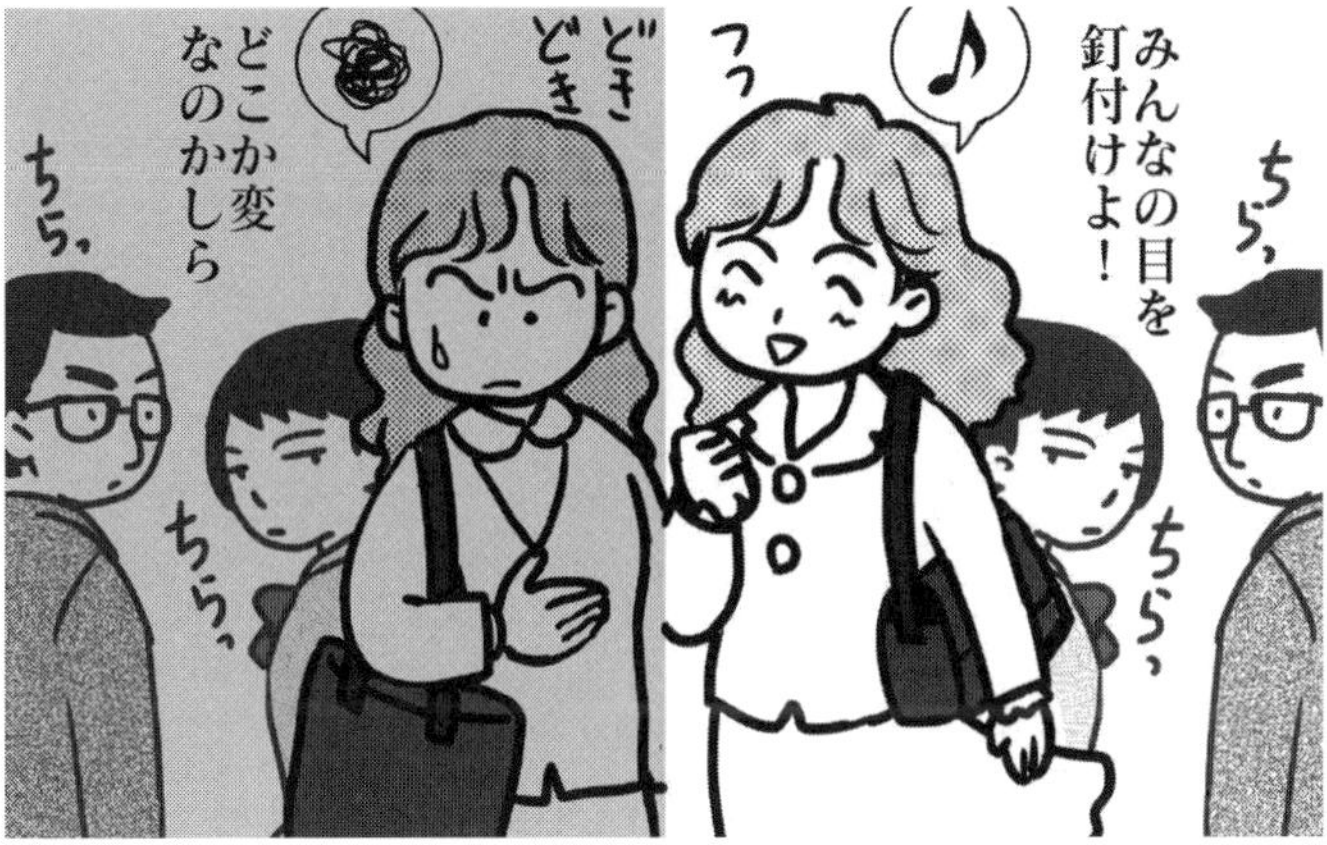
みんなの目を
釘付けよ！
ちらっ
ちらっ
フッ
どきどき
どこか変
なのかしら
ちらっ
ちらっ

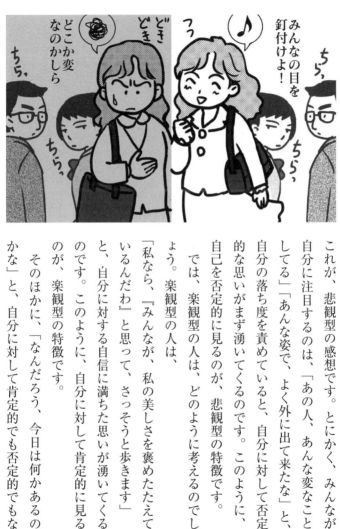

これが、悲観型の感想です。とにかく、みんなが自分に注目するのは、「あの人、あんな変なことしてる」「あんな姿で、よく外に出て来たな」と、自分の落ち度を責めていると、自分に対して否定的な思いがまず湧いてくるのです。このように、自己を否定的に見るのが、悲観型の特徴です。

では、楽観型の人は、どのように考えるのでしょう。楽観型の人は、

「私なら、『みんなが、私の美しさを褒めたたえているんだわ』と思って、さっそうと歩きます」と、自分に対する自信に満ちた思いが湧いてくるのです。このように、自分に対して肯定的に見るのが、楽観型の特徴です。

そのほかに、「なんだろう、今日は何かあるのかな」と、自分に対して肯定的でも否定的でもな

い思いが湧いた人もいるでしょう。その人は、楽観型と悲観型の中間に位置する人です。

②道端でホームレスの行動を見て

二つ目は、「街を歩いていると、ホームレスの男性が、レストランのごみ箱をあさっている姿が見えました。その男性は、ごみ箱から生の牛肉を手づかみで取り出すと、うれしそうに微笑んで、自分の持ってきた透明のビニール袋にその生の牛肉を入れて立ち去って行きました。これを見て、あなたはどう思いますか」というものです。あなたは、どのような思いが心に浮かびますか。

悲観型の人の場合は、

「あーあ、やだ。あんなふうには絶対になりたくない。あんなふうにならないために、しっかりと頑張らなきゃ。やっぱり、少しずつでも貯金して、何があっても大丈夫なようにしとかなきゃいけない」

と考えます。悲観型の人は、自分に自信がなく、自分に対して否定的に考えるのですが、その否定的な見方は、他人に対しても同じなのです。ですから、ホームレスの姿を見て、「あんな生き方をしては駄目」と否定的に考えるのが、悲観型の人の特徴になるのです。

それに対して、楽観型の人は、

「やっぱり大丈夫だ、人間というのは、ああなっても生きていけるんだ」

と、肯定的な思いが湧いてくるのです。楽観型の別の人は、

「よく焼いて食べたほうがいいよ。お腹こわすといけないから」

と、ホームレスの体を気遣う思いが湧いてきたそうです。このように、他人の在り方に対して肯定的に考えるのが、楽観型の人の特徴なのです。

そのほかに、「牛肉がごみ箱の中にあったんだ」と、ホームレスに対しても、状況に対しても、肯定的でも否定的でもない思いが湧いた人がいるでしょう。その人は、楽観型と悲観型の中間に位置する人です。

③仕事でミスをして、上司にしっかり叱られたとき

三つ目は、「仕事で失敗をして、上司にしっかりと叱られたとき、どれほどの期間、クヨクヨと悩みますか」というものです。あなたは、どうですか。

悲観型の人の場合は、

「あんな失敗をしてしまって、上司にあんなにひどく叱られて、もうおしまいだ」

と、いつまでも悩み続けます。ことが深刻であれば、二か月三か月と悩み続けます。時間がたつとだんだんと忘れるのですが、なぜか突然に思い出されてきてしまうことがあります。そしてそのたびに、悩みも蘇《よみがえ》ってしまうのです。このように、叱られたことが心の傷になり、その心の傷がいつまでも心を悩ますのが悲観型の人の特徴です。

それに対して、楽観型の人は、

「上司の部屋を出れば、もう気分が変わる」

「一晩寝れば、きれいさっぱり忘れる」

「一日もすれば、もう考えなくなる」

というのです。もちろん、失敗して叱られたのですから、叱られたときは心から反省します。「もう二度としないように注意しよう」と心に誓うのです。ところが、すぐに叱られたことも忘れてしまって、もう二度と思い出すことはないのです。このように、悩みを抱えることはありませんから、いつも元気でいられるのです。

そのほかに、「一週間ぐらいはクヨクヨ考えるけれど、そのうち忘れて、それ以後は思い出すことはない」という人もいるでしょう。このように、悩みが短い時間続くけれど、その後は忘れてしまって心の傷にはならないという人は、楽観型と悲観型の中間に

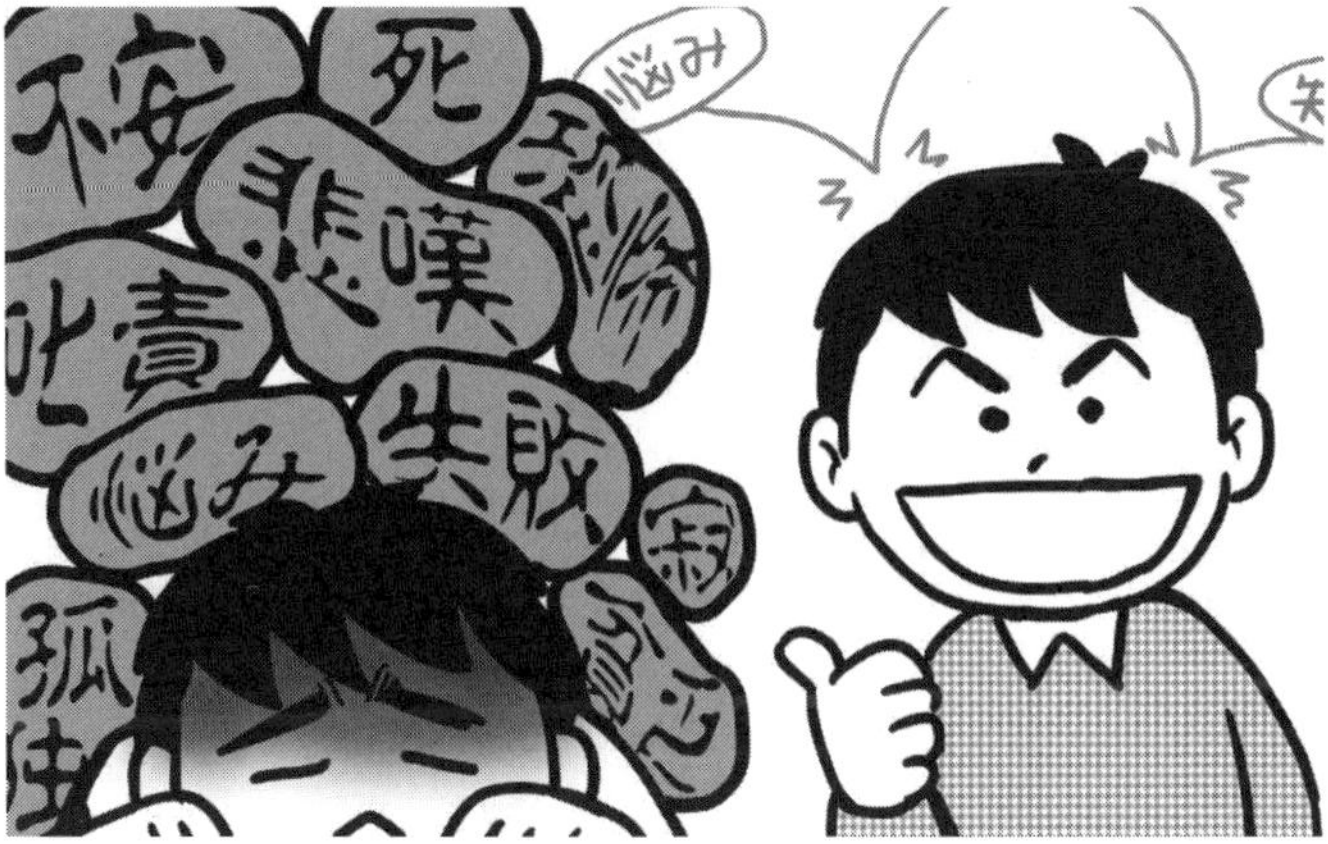

位置する人です。

さて、三つの場面に出会ったあなたは、それぞれにどのような思いが湧いてきましたか。三つとも楽観型の思いが湧いてきた人は、典型的な楽観型です。その反対に、三つとも悲観型の思いが湧いてきた人は、典型的な悲観型です。

そのあいだに、楽観型が二つと悲観型が一つという場合があります。この場合は、楽観型だけれど、ときどき悲観するということになります。また、楽観型が一つと悲観型が二つという場合は、基本は悲観型でときどき楽観するということになります。

あなたは、どのようになりましたか。典型的な楽観型であれば、ストレスを感じることが極めて少なく、うつとは無縁の明るい生き方をすることになります。そして、普通の楽観型であれば、ストレスを感じてもそれを長くためることがないので、うつになりにくいということになります。

次に、普通の悲観型であれば、ストレスを感じることが多く、クヨクヨと悩むことも多いので、うつになりやすくなります。そして、典型的な悲観型であれば、ストレスを極めて感じやすく、しかもそれを長く引きずり悩みを深めることが多くなります。ですから、うつにならないように、細心の注意をして生きていく必要があるということになります。

私の場合は、三つともにひどく悲観的な答えになり、典型的な悲観型の個性を持っているという結論になりました。

二　楽観型の人は心配することがない

楽観型の人は、全体を肯定的に考えるために、ストレスをためるということが少ないのです。それは、日常生活の中で、心配をしないということになって現れます。ある楽観型の人は、「天気のことなんか心配したことがありません」といいました。外出するときに、雨が降るのか降らないのか、気にしたことがないというのです。

それに対して、典型的な悲観型の私は、外出するときの天気が気になって、毎日天気予報を見つめています。そして、出かける予定の日に雨が降ると知ると、そのときから気にしてクヨクヨと悩みはじめます。悩んだからといって、その日が晴れるわけでもなく、外出を止《や》められるわけでもありません。悩んでもどうにもならないのですが、やはりクヨクヨと悩んでしまうのです。

ところが、その楽観型の人は、そんなことではまったく悩まないどころか、気にしたことすらないというのです。楽観型の多くの人に尋ねましたが、全員が「気にしたことがない」と答えました。それを知ったとき、「これまで、私は、何をクヨクヨと考えていたんだろう」と、腰が抜けるほどの脱力感をおぼえました。

私はそれまで、外出して家を空けると、「帰ってきたときに、家が火事で焼けてしまっていたらどうしよう」と心配することがよくあったのです。そのような、ありえないことまで心配するのが、典型的な悲観型の世界です。楽観型の人からすれば、「何をバカなことを悩んでいるんだ」ということになるのでしょう。たしかにそのとおりなのです。しかし、典型的な悲観型の私は、そんなことまで勝手に心配し、悩みを抱えストレスをためてしまっているのです。

そのように、悩みや心配を抱えて、しかもいつまでもクヨクヨと悩み続けるために、次々と悩みや心配が積み重なって、ついには背負い切れなくなってしまいます。そのために、典型的な悲観型の人は、極めてうつになりやすいということになるのです。

三　楽観型の人は、生きていることを喜べる

楽観型の人は、悩みや心配を長く心にためないという特徴を持っています。そのために、ストレスを感じることが少なく、常に健やかな心を保つことができます。それが、悲観型の人とは大きく違っているのです。

さらに大きく違っている点が、もう一つありました。それは、楽観型の人は、自分が生まれてきたことを幸せと感じ、そのために、今、自分が生きていることに喜びを感じているということです。

ときたまストレスを感じることはありますが、それも一晩寝ればきれいさっぱりと忘

れてしまいます。ですから、毎日が「まっさらな一日」になります。その輝くようなまっさらな一日を、「今日も精一杯生きていこう」と、希望を持って生きていくというのが、楽観型の人たちの世界です。そんな素晴らしい世界にいのちを与えられたのですから、彼らは、「この世に生まれてきてほんとうに良かった」と、心の底から喜んでいます。さらに、この世にいのちを与えてくれた両親に対して、「私をこの世に生んでくれてほんとうに有難う。このいのちを大事にして、素晴らしい人生を送ります」と、素直に両親に感謝の気持ちを持つことができるのです。

このように、楽観型の人は、自分自身に自信を持ち、明日に希望を感じて生きています。たまに心配事があったとしても、「何とかなるよ」と、悩むこともなく前向きに生き続けて、「ほら、何とかなった」と、良い結果を出すような人生を生きているのです。しかもそれは、努力して勝ち取られた世界ではなく、個性として生まれながらに備わった世界なのです。

3 うつの分析　その2

うつになりやすい悲観型の個性

一　典型的な悲観型の私が経験した心の落ち込み

楽観型の人は、生きていることに喜びを感じ、毎日を希望に満ちて前向きに生きているのです。ところが、典型的な悲観型の私は、まるで違った世界を生きていました。

私は、随分長いあいだ心の落ち込みと闘ってきました。二十五歳をこえたころから、三か月に一回くらいの頻度で、理由もなく心が大きく落ち込み、立ち上がることすらできないほどになることを繰り返していました。私が経験した、ひどい心の落ち込みというのは、かなり恐ろしいもので、胸全体に鉛の塊を入れたようになり、体全体が重くなり、立ち上がることもできません。さらに怖いのは、胸に抱えた鉛の塊が、地球の中心からものすごい力で引っ張られて、少しでも気をゆるめたら地の底に引きずり込まれてしまって、二度と出てこられなくなる感じがしたことです。

私は、地の底に引きずり込まれないために、必死で頑張りました。ここで踏ん張らなければ、心がつぶれてしまうという恐怖があったからです。その引っ張り合いが、長いときは一週間、短いときは三日ほど続いたあと、心が少しずつ軽くなり、危機を脱するということを繰り返していたのです。

私の心と地球の引っ張り合いは、私自身の中では歯を食いしばって必死に抵抗するような、脂汗を流し続けるような壮烈なものでしたが、その私の心の落ち込みは、いつも何の前触れもなく突然にやってくるのです。仕事の忙しさが続いて疲れたときでもなく、誰かと喧嘩をして心が苛立っているときでもなく、気力が無くなりぼんやりしているときでもないのです。「あっ」と気がついたら、半日後から心がふさぎはじめ、心が重くなって、その次に引きずり込まれるような感じが襲ってくるというのが、いつものパターンでした。それがはじまったときには、ひたすら地の底に引きずり込まれないように、歯を食いしばって我慢します。そして、落ち込みが薄くなるのを待つしかありません。それ以外は何もできることがなく、抵抗のしようがなかったのです。

何の前触れもなく、何のきっかけもなく襲ってくる心の落ち込みを経験するたびに、いつも思うのは、「死ねば楽になれる」ということでした。自分で自分をコントロールできず、壊れそうになる自分の心を見つめているのは、かなり怖いことです。また襲ってくる落ち込みと、歯を食いしばって闘うのもつらいことでした。ですから、そんなときには、すぐに「死ねば楽になれる」と、死の安らぎの誘惑にとらわれてしまうのです。

しかし、そのたびに、「死んではいけない、頑張って生きなければ」と自分にいい聞かせて、なんとか耐えて生きてきたのです。ですから、「今、自分が生きていることに喜びを感じる」というような、楽観型の人の世界とはまるで違う世界を生きてきたのです。

このような、心の落ち込みは、とても自分でコントロールできるものではありません。急いで気分転換をすればおさまるとか、軽い運動をすれば消えていくといったたぐいのものではないのです。だからこそ、とてつもない不安と、壊れてしまうのではないかという恐怖に責められ続けることになるのです。このような、意味もわからない不安やストレスを抱えながら生きているのが、私のような典型的な悲観型の人間の世界なのです。

二　前向きに考えることができない悲観型

私は、楽観型の人が身に備えている「喜びと感謝に溢れた世界」を自分のものにしたいと思い、楽観型の人と悲観型の人と、どこがどのように違うのかをあらためて分析してみました。そしてわかったことは、両者には決定的な発想の違いがあるということです。

楽観型の人の発想は、全体に肯定的で前向きなのです。それに対して、悲観型の人は、全体的に否定的で心配性的な考え方をしてしまうという、発想の違いがありました。

肯定的な発想と否定的な発想の違いということで、よくいわれるのは、

「コップにちょうど半分、ジュースが残っています。それを見て、あなたはどのように考えますか」

というものです。このとき、肯定的に考える人は、「まだ半分残っている」と考えます。それに対して否定的に考える人は、「もう半分しか残っていない」と考えるのです。

肯定的に「まだ半分残っている」と考えれば、まだ半分楽しいことが残っているということになり、そこでは半分の喜びが実感されているのです。それに対して、否定的に「もう半分しか残っていない」と考えたときには、飲んでしまった半分を惜しむ気持ちと、残り少ないことを悲しむ気持ちが実感されているのです。つまり、肯定的に考える人の心には喜びがあり、否定的に考える人の心には、後悔や悲しさが実感されていると

いうことなのです。ですから、すべてを肯定的に考えれば、人生は幸せになり、否定的に考えると、人生は悲しさに満ちたものになるのです。

ですから、「幸せな人生を送りたかったら、すべてを肯定的に考えればいい」といわれるのです。たしかに、それはそのとおりで、正しいことです。しかし、典型的な悲観型の私には、どんなに頑張っても、そのような肯定的な発想ができないことがわかったのです。

コップに残った半分のジュースということであれば、頑張れば「まだ半分残っている」と思い込むことができるかもしれません。しかし、ことが深刻になると、とてもそんなことはできません。

特別養護老人ホームの園長さんが、こんな話をされました。

手足が不自由になり、独りでは生活できなくなった人がたくさん老人ホームに入ってくるのですが、それぞれの受け止め方に、大きな違いがあることがわかりました。たとえば、脳内出血の後遺症で右の手足が不自由になったような人の場合、否定的に受け止める悲観型の人は、

「こんな不自由な体になってしまって、他人さまの世話にならなければならなくなったら、もう生きていてもしかたがない。できるだけ早く死んでしまいたい」

と考えます。

それに対して、肯定的、楽天的に受け止める楽観型の人は、

「右の手足は不自由になったけれど、まだ左の手足は十分に使える。これがあるかぎりは何とかなる。残りの人生を精一杯楽しんで生きよう」

と、前向きに生きていくことになります。

私は、この園長先生の話を聞いたとき、「そんなふうに楽観的に考えて、前向きに生きられる人なんか、いるわけがない。そんな身の上になったら、みんな絶望に沈んで、死を願うはずだ」と、心の底で反発していました。これは、悲観型の否定的な世界しか知らなかった私にとっては、当然の反応だったのです。

ところが、楽観型の人は、ほんとうに、「右の手足は不自由になったけれど、まだ左の手足は十分に使える。これがあるかぎりは何とかなる。残りの人生を精一杯楽しんで生きよう」と考えることができる人たちだったのです。このように深刻な状況でも、肯定的に考えることができるから、彼らの人生は、どんなときでも喜びと感謝に満ちたも

のになっていたのです。

しかし、どう考えても、典型的な悲観型の私には、そのように肯定的に考えることはできそうにありません。思い返してみると、私は今まで、どのような出来事に出会っても、それを否定的にしか受け止めることができなかったのです。

たとえば、駅前に止めておいた自転車がなくなったとき、私は、

「どうして、チェーンロックをしておかなかったのだろう。そもそも、駅に自転車で来たからいけなかったのだ。それにしても、自転車がなくなってしまってどうしよう。買わなきゃいけないいけど、お金かかるし。あーあ、なんでこんなことになってしまったんだろう。ホントについてない」

こんなことを、いつまでもクヨクヨと考え続けてしまうのです。

私は、楽観型の人で、同じように自転車をなくしたことのある人に尋ねてみました。すると、

「私はそのとき、何となくほっとした。これで新しい自転車が堂々と買えると思って」

ということでした。私とは、まったく別次元の肯定的な世界、喜びと感謝に満ちた世界を、楽観型の人は生きているのです。

三　人生の喜びも心配の種になってしまう悲観型

　私は、今までずっと、典型的な悲観型の人生を生きてきました。そのような私ですから、人生最大の喜びも素直に喜べるものにはならず、心配の種になってしまうのです。私は、結婚して二十八歳のときに長男が生まれました。そのとき、私の心に湧き上がってきた思いは、

「大きくなるまで、ちゃんと育てられるだろうか。父親の責任を果たせるだろうか」

という心配だったのです。その心配は、長男が大学を卒業し、就職するまでの二十二年間続きました。我が子が生まれたという喜びが、私の心を一杯に満たし、人生を幸せなものと感じるようなことはなかったのです。

　我が子が生まれたというような、誰もが幸せと感じるようなことに出会ったときでさえ、私の心は心配で溢れていたのです。それほどの心配性を抱えているのが、典型的な悲観型の私の世界だったのです。これでは、どのように頑張ったとしても、喜びと感謝に溢れた人生を送れるはずがありません。しかし、このような否定的な発想をしてしま

うのが、悲観型の世界であり、だからこそうつになりやすいということなのです。

さらに、典型的な悲観型の私は、漠然とした不安を抱えやすく、最悪の事態を考えてしまうということもあるのです。

たとえば、道で転んで膝にけがをしたような場合は、

「傷が治らず、壊疽《えそ》をおこして、足を切断するようなことになったらどうしよう」

「外でけがをしたから、破傷風になるかもしれない。破傷風になったら死んでしまうかもしれない」

などと、衛生状態の良い現代の日本では、まず考えられないようなことまで心配してしまうのです。

あるとき、典型的な楽観型の女性が、朝急いで会社に出かけようとして玄関先で蹴躓《けつまず》き膝をひどく打ちつけてしまったことがありました。ストッキングが破れ、膝からはかなりの血が出ました。急いで手当をして、あらためて身支度を整え、出かけようとしたとき、彼女は、

「今日は、とっても幸運だった。だって、あんなにすごい勢いで転んだのに、これくらいのけがですんだのだから」

と考えたということです。これが、物事を肯定的に受け止めるということです。このように受け止めることができれば、たしかに人生は幸せになり、「喜びと感謝」に満たされたものになるでしょう。

しかし私は、どうしても、壊疽で片足が無くなるとか、破傷風になって死んでしまうというような心配が心に浮かんでしまうのです。努力をすれば、「壊疽」と「破傷風」を考えないようにすることはできるかもしれません。しかし、「今日は、とっても幸運だった」とは、絶対に思えそうにありません。なぜなら、そんな状況の中で、そんなことは絶対に思いつかないからです。思い浮かぶことを、努力して思い浮かばないようにはできます。しかし、絶対に思いつかないようなことを思いつけというのは、絶対にできることではありません。ですから、私にとっては、発想を肯定的に変えるというようなことは、絶対にできないことだったのです。

四　自分がどれほどストレスを感じやすいかを知る

うつになりにくい個性である、楽観型の人の特徴をまとめてみると、

1、発想が全体に肯定的で前向きなことから、悩みや心配が心の中に浮かびにくい。
2、悩みや心配が心に生まれたとしても、すぐに心から消えてなくなり、長く悩み続けることがない。
3、生まれてきたことを喜びと感じ、生きていることを素晴らしいと感じることから、前向きに力強く生きていける。
4、自分に自信があり、自分の思いを貫く傾向が強く、周りの思惑を気にすることが少ない。

という傾向を持っているのです。このような四つの特徴を、すべて重ねて持っているのが、典型的な楽観型の人です。だからこそ、ストレスを感じることもなく、苦しみや心配をためることもなかったのです。また、典型的な楽観型ではなくても、いくつかの特徴を持っていれば楽観型です。そうであれば、ストレスを感じることも少なく、悩みが続くということもなく、うつにはなりにくいということになるのです。

今まで見てきたように、典型的な楽観型の人は、心が病気になるということと、まったく縁のない世界を生きているのです。うつにならないためには、このような四つの特徴を身につければいいのですが、これら四つの特徴は、努力して身につくというものではなく、個性としての特性なのです。ですから、楽観型の人も、努力したり意識して身につけたというものではなく、気がついたときには、そのような世界を生きていたということなのです。

個性という意味では、悲観型の人も同じことです。

1、発想が、全体に否定的で心配性なことから、悩みや心配が心に起こりやすい。

2、悩みや心配が心に生まれると、いつまでも消えずに、長く悩み続ける。

3、生まれてきたことを喜べず、生きていることにも苦しさを感じることから、「死の安らぎ」からの誘いを常に意識している。

4、自分に自信がなく、何をするにも悪い結果を予測する傾向が強いために、どのような場面でも、積極的に行動することができない。

このような世界を、気がついたときには生きていたのです。

しかし、このような悲観型の世界のままでは、生きることがつらいので、私は、自分に自信を持てるように、私なりに学習し努力を重ねました。その結果、自信を持って行動できる範囲が少しは広がり、生きやすくなっていきました。ところが、「発想が、全体に否定的で心配性なことから、悩みや心配が起こりやすい」という傾向は、いつまで

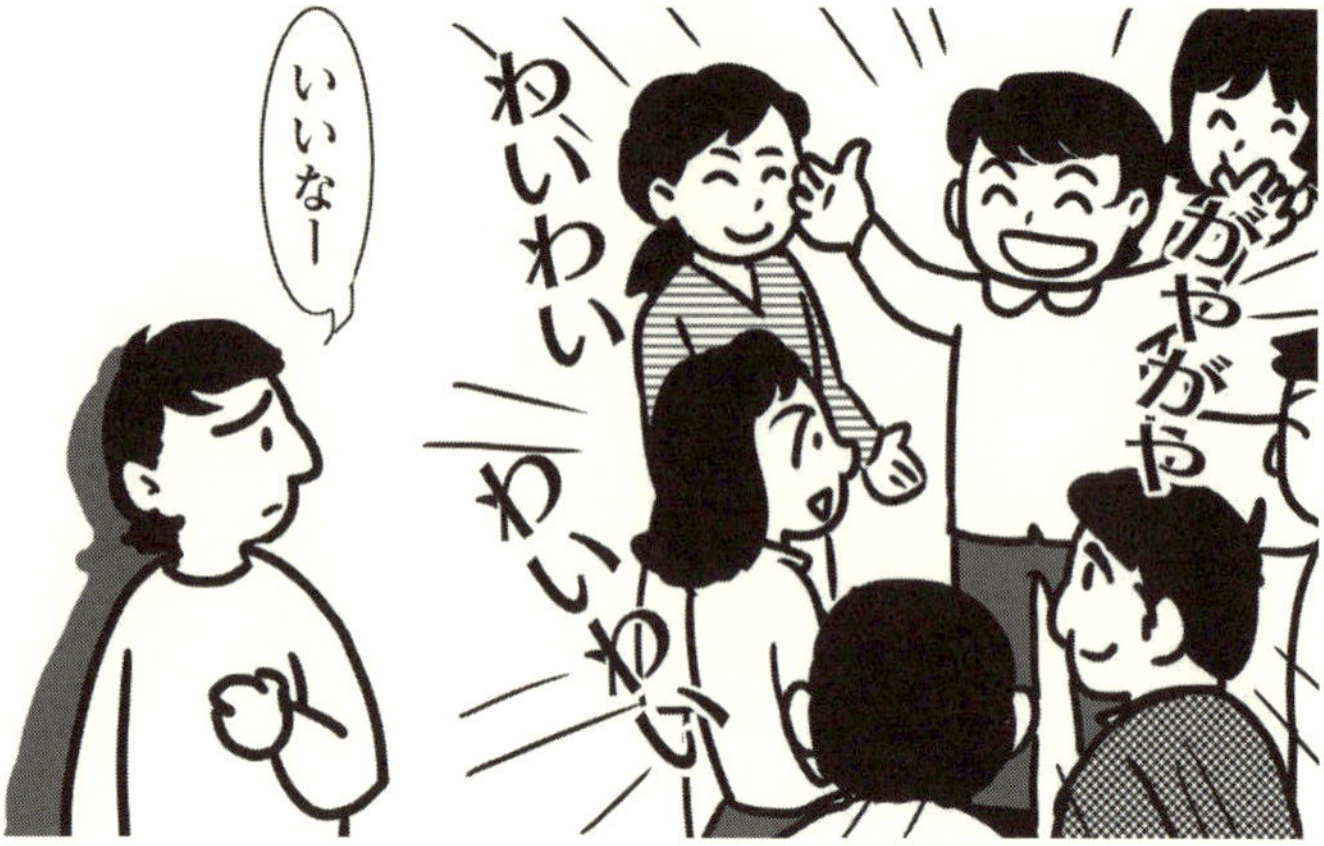

も変えることができません。

肯定的な発想ができるということは、できるかできないかという能力の問題ではなくて、個性の問題なのです。楽観型の人は、そのような肯定的な発想ができる世界に生きているということなのです。それに対して悲観型の人は、否定的な発想をする世界に生きているということで、それはお互いに乗り換えることが難しい、それぞれの個性の世界なのです。

世の中には、悩みや心配と縁の薄い人がたしかにいます。ですから、楽観型の特性を身につけられれば、たしかにストレスをためることのない人生を送ることができるのです。ところが、それは個性の領域であって、自分の個性を変えることは極めて難しいのです。

ですから、自分は典型的な楽観型でうつには絶対にならないタイプなのか、楽観型でうつにはなりにくいタイプなのか、それとも、悲観型でうつになるかもしれないタイプなのか、典型的な悲観型でうつになる可能性が極めて高いタイプなのかを、しっかりと意識することが大切なのです。そして、自分がストレスをためやすい傾向を持っていると自覚した場合には、ストレスをためすぎてうつにまで進まないように気をつけるというのが、最も現実的なことになるのです。

楽観型と悲観型の真ん中に位置する中間型の人は、状況が良ければ「肯定的で前向き」になり、「生きていることを素晴らしい」と感じます。ところが、状況が悪くなると「否定的で後ろ向き」になり、「生きているのがつらい」と感じることになります。このように、明るい気持ちになったり、ストレスを抱えたりということを繰り返しますから、ストレスをためすぎてうつになるということはあまりありません。しかし、悪い状況が続きすぎると、やはりストレスがたまってしまいますから、状況を整えるか、それができなければ、その状況から身を避けるようにすることが必要になります。

4 うつの分析 その3
うつになるきっかけを作りやすい個性と作りにくい個性

一 バランス型の個性と極端型の個性、あなたはどちらですか

楽観型の人はうつになりにくく、悲観型の人がうつになりやすいのは事実です。しかし、悲観型の人がすべてうつになるわけではありません。個性のバランスがいいバランス型の人は、否定的で心配性の世界を生きながらも、極端に強いストレスを感じ続けることがなく、うつになることが少ないのです。

つまり、楽観型か悲観型かでうつになるかならないかが決まるのではなく、個性のバランスが悪く、極端に強いストレスを感じやすいところを持つ極端型の個性の人が、状況によって極めて強いストレスを感じ、それをため込むことがきっかけとなって、うつを引き起こすことになるのです。

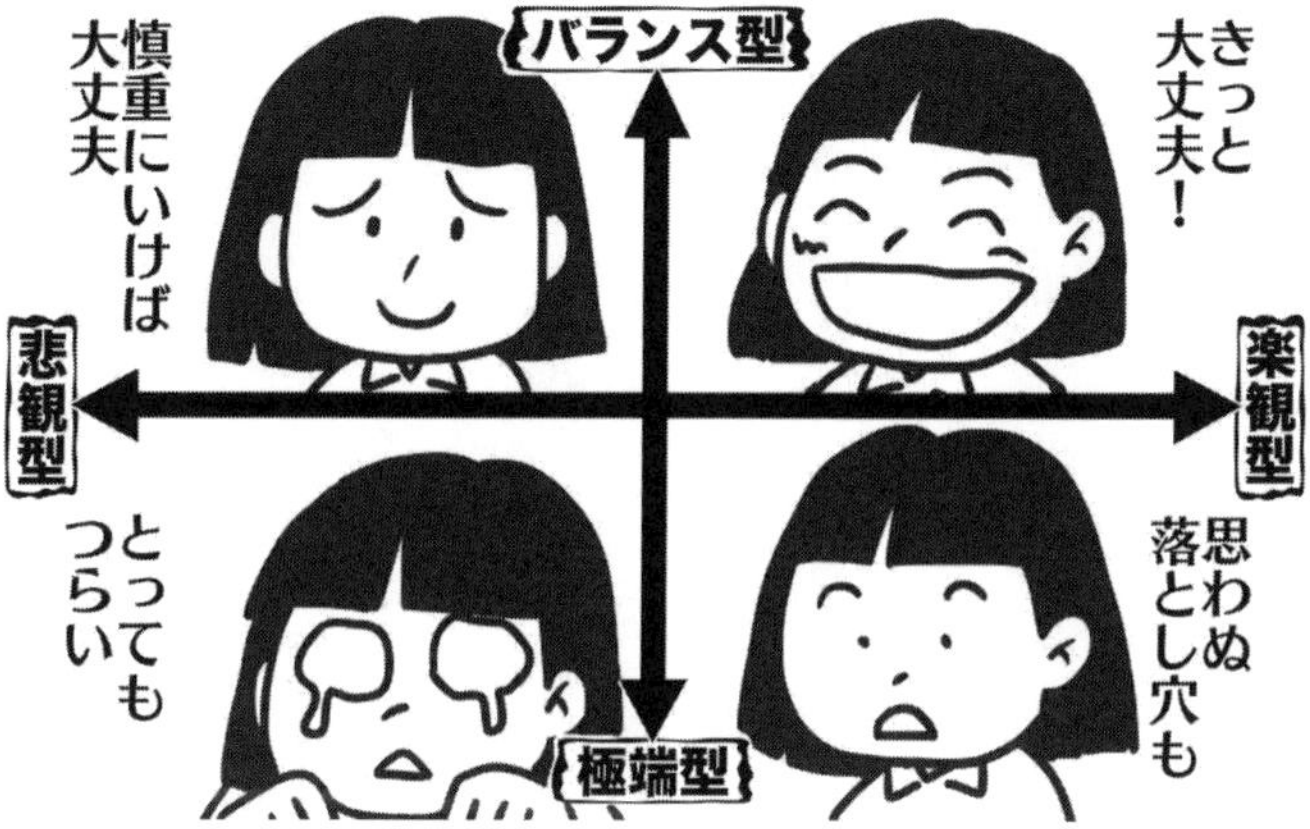

楽観型の人は、うつにはなりにくいのですが、それでも個性のバランスが悪い極端型であると、そこで感じる極端に強いストレスがきっかけとなってうつになる人もいるのです。最近多くなってきた、「明るいうつ」といわれるのはこのタイプです。

「明るいうつ」というのは、見た目は元気で外出もでき、友だちとも普通につきあいができるのです。ところが、たとえば仕事をすることができず「うつ病」の診断書を提出して休職しているというようなタイプの人のことです。

重篤なうつになると、ベッドから出ることもできず、家族とも話ができません。今までは、そのような状態を「うつ病」と考えてきたのですが、「明るいうつ」はそれとはまるでようすが違っています。しかし、会社に行って仕事をすることができないというのは事実なので、「うつ病」と診断される人がこのごろ増えてきているのです。

このように、現実にうつになる可能性が高いのは、うつになるきっかけを作りやすい極端型の個性を持つ人なのです。それに対して、バランス型の個性を持つ人は、うつになるきっかけを作ることが少ないために、たとえ悲観型であってもうつにはならないということがあるのです。

そこで、あなたはバランス型の個性を持っているのか、極端型の個性を持っているのかを、まず判定してみたいと思います。これから、四つの状況を示します。あなたは、それぞれにどのような思いを持ちますか。それを判定することで、それぞれについてバランス型の個性か、極端型の個性かがわかります。

二　うつになるきっかけを作りやすい極端型の個性とは

①人づきあいのバランス型と極端型

最初は、「独りで街を歩いていたら、前から歩いてくる知り合いを見つけました。あなたはこのときどのように感じ、どのように行動しますか」というものです。さあ、あなたはどうしますか。

バランス型の人は、思わぬ所で出会ったのがうれしく、急いで寄って行って、相手に時間の余裕があれば五分、十分と話をします。別れ際もなごりおしく、近いうちにまた会おうと約束して別れます。

次に、普通の人は、知り合いが近づいてくるのを待って、「思わぬ所で会えてうれしい」と挨拶だけして、「それでは」といって別れます。

次に、極端型の人は、知り合いに会って言葉を交わすのが嫌で、身を隠して知り合いが通り過ぎるのを待ちます。そして、何事もなかったように、また歩きはじめます。

あなたが思い浮かべた行動は、三つの内のどれに近かったですか。

バランス型のある女性は、街で知り合いを見つけたら少し離れた所で会っても声をかけて、必ず挨拶するといいました。どうしてそうするのかというと、「だって、顔を見たのに声もかけないなんて、失礼でしょ」といいました。このように、人と会い会話をするのが好きというバランス型の人は、人づきあいがストレスの種になることはありません。

それとは違い、人に会うのが嫌いな極端型の個性の女性は、道で知り合いに会って話をするのが嫌なので、なるべく下を見て歩いて、誰とも目が合わないように気をつけているといっていました。そうすれば、もし知り合いに会ったとしても、「気がつかなかった」といってやり過ごせるからというのです。このように、人とつきあうのが極端に嫌いな極端型の人は、人づきあいがストレスの種になるのです。周りの人と同じようなつきあいをしようとするだけでも、大きなストレスを感じてしまうことになり、それがうつのきっかけになるのです。

②仲良くしたいという思いのバランス型と極端型

次は、「朝、学校や職場に行って、親しい友だちに、いつものように元気に挨拶をしました。いつもなら、元気な返事が返ってくるのですが、その日にかぎって、『ああ』とさりげない返事しか返ってきませんでした。そのときあなたは何を感じ、どうしますか」というものです。さあ、あなたはどうしますか。

バランス型の人は、「えっ、どうしたのかな。何か事情があるんだな」と、元気な返事が返ってこなかったのは相手の事情であると考え、その事情を後で聞いてみることにして、それ以上は考えません。

次に、普通の人は、「あれ、元気ないじゃない。どうしたんだろう、何かあったのかな。何か心配だな」と、心にかかって心配を続けます。

次に、極端型の人は、「わー、返事してもらえなかった。きっと怒ってるんだわ、私何かしたかしら。えっ、きのうお昼ご飯、一緒に行かなかったからなの」と、自分が何か悪いことをしたから嫌われたと思い込み、それからずっと悩み続けます。

あなたが思い浮かべたのは、三つの内のどれに近かったですか。

バランス型の個性の人は、友だちと仲良くしたいとは思いますが、人間というのは状況によっていろいろな対応をするものだと思っています。ですから、元気な返事が返ってこなかったときでも、「急いでいたのかな」「歯が痛いのかな」「何かがあったのだろう」と考えます。さらに、それは聞いてみないとわからないので、後でゆっくり聞いてみようと考えるわけです。そして、実際の理由が、「歯が痛い」ということであるとわかったところで、「大丈夫なの」と心配をはじめることになるのです。このように、事実を根拠にして考えますから、無用な不安や心配を抱えることはありません。ですから、大きなストレスを感じることもないのです。

それとは違い、友だちや周りの人と仲良しでいたいと願い、嫌われることを極端に恐れる極端型の人は、元気な返事が返ってこないと、「嫌われたからだ」と感じてしまいます。そして嫌われた原因は何か、自分はどんな間違いをしたのかと考えはじめてしまうのです。これは、いってみれば、事実とは関係なく自分で勝手に悩むことですから、解消することが難しく、限界を越えるとうつのきっかけになってしまうのです。

③好き嫌いのバランス型と極端型

次は、「いつも使っているお気に入りのハンドクリームがなくなったので、お店に買いに行きました。ところが、あいにく同じ品物がありません。ほかの銘柄の同じような価格のものはありました。あなたは何を感じ、どうしますか」というものです。さあ、あなたはどうしますか。

バランス型の個性の人は、自分の好き嫌いにこだわる気持ちが薄いので、同じような値段のものがあれば、新しいのを試す良い機会だと思って、迷うことなく他のものを買って帰ります。

次に、普通の人は、お気に入りの品物がないということで、どうしようかと考えますが、値段が同じならそれでもいいかと、決断して買います。

次に、極端型の個性の人は、自分の好き嫌いにこだわる気持ちが極端に強いために、自分の気に入った品物がないことにショックを受けます。しかし、新しいものを使うことには大きなとまどいを感じて、値段が同じでも買うことができません。何かを買って帰らないと困りますが、他のものを買うことはできません。それで、同じ品物を買うために、ほかの店に探しに行き、同じものが見つかるまで続けます。

あなたが思い浮かべた行動は、三つの内のどれに近かったですか。

バランス型の個性の人は、自分の好き嫌いにこだわることがありません。また、新しいもの、なじみのないものを取り込むことにも抵抗感がありません。そのために、環境が変化してもストレスを感じることがなく、状況が変わってもスムーズに適応することができます。そのために、悩みを抱えることがありません。

それと違って、極端型の個性を持つ人は、自分がなじんでいるものに対するこだわりが極端に強いために、環境の変化や状況の変化に強いとまどいを感じてしまいます。そのために、なじみの環境から出ようとしません。そして、なじみの世界にいることができなくなると、大きなストレスを感じることになります。そしてそのストレスが限度を越えると、うつのきっかけになってしまうのです。

④何かを判断し、決めるときのバランス型と極端型

次は、「お店に、自分の服を買いに行きました。独りで行ったので、家族や友人に相談することができません。あなたはどのようにして、服を選び、買う決断をしますか」というものです。さあ、あなたはどうしますか。

バランス型の人は、自分の好みをよく理解し、どのような服を買うのがよいのかもよくわかっているので、ほしい服が見つかるまで、何件でもお店を回って、ほしい服が見つかればすぐに自分で買う決断をします。

次に、普通の人は、自分がどのような服を買いたいのか、おおよそわかっているけれど、少し自信が持てないので、店員の人からアドバイスをもらいます。それを参考にしながら、最後には自分で買う服をしっかりと決めます。

次に、極端型の個性の人は、自分の好みがよくわからず、どんな服を買うのがいいのかもよくわからないために、店員さんのアドバイスを頼りにします。そして、「ほんとうに、これでいいですかね」と何度も念を押し、最後は店員さんに決めてもらうような

形で決断します。しかし、自分で自信を持って決めているわけではないので、不安な気持ちが残ります。

あなたが思い浮かべた行動は、三つの内のどれに近かったですか。

バランス型の個性の人というのは、物事を決めるための根拠が自分の中にしっかりとあって、しっかりと判断して自分で決めることができるタイプです。自分の好みや、服の流行や、自分が持っている服がどのようなものかなど、いろいろな情報を自分でしっかりと整理し、今どのような服を買うのがよいのかを、しっかりと判断できるのです。ですから、誰に相談することもなく、自分でしっかりと決められます。

このタイプの人は、どのようなときでも、自分の心にいろいろな情報があり、それらが整理して考えられているので、いつでも自分で判断し決断することができます。そのために、迷いや悩みということがなく、ストレスを感じることがないのです。

それと違って、極端型の個性を持つ人は、物事を決める根拠を、自分の中に持っていないのです。そのために、何が良くて何が悪いのかを自分でしっかりと判断することができません。そのために、何かを決めるときには、いつも誰かに相談したり、決めてもらわなければならなくなります。誰かに決めてもらえば、それに素直に従うのですが、自分で納得して決めているわけではありませんから、不安や心配が消えることがありません。そのために、自分独りで大きな決断をしなければならないときには、かなりのストレスを感じることになります。また、日常的にも、何かを判断しなければならない状況に直面したり、何かを自分の責任で決めるときには、自分でも気づかないうちにストレスをためてしまうということが起こります。そして、それが限度を越えると、うつのきっかけになってしまうのです。

三　あなたに極端型の個性はありましたか

あなたに、極端型の個性はありましたか。極端型の個性が一つもなかった人は、うつになるきっかけを作ることがありません。ですから、ストレスを感じることがあっても、それほど深刻になることはないでしょう。

それに対して、極端型の個性を持っていた人は、その状況について注意深くなる必要があり、さらに極端型をゆるやかにして、深刻なストレスを感じないように注意する必要があります。

極端型の個性というのは、何かに対して極端なこだわりがあったり、柔軟性がないということです。ところが、普通は自分がそのような極端型の個性を抱えていることを意識することが少ないのです。なぜなら、たいていの人は、自分の世界しか知らないために、「人間というのは、誰もこんなものだろう」と考え、「自分は普通の人だ」と思い込んでいるからです。

たとえば、物事を判断し決めることが苦手な人は、「どちらがいいのか判断するのって、やはり難しいよね」とか、「何かを決めるときは、誰でも失敗しないかと心配になるよね」というように、自分の思いを一般化しているのです。ですから、自分が普通の人に比べて、何かを判断し決めるための情報が極端に少なく、自分だけで決めることができない極端型であると気づくことができず、それを改善しようともしないのです。

そのように、極端型の個性であるということは、自分で気づくことがとても難しいのです。ですから、大きなストレスを感じても、「誰でもこれくらいのストレスは感じるものだろう」とそれを過小評価してしまい、いつしか我慢の限度を越えてしまって、うつのきっかけになってしまうのです。

そこで次に、極端型の個性が抱えているさまざまな問題がよくわかるように、具体的な事例をあげて解説したいと思います。それによって、極端型の個性がどのようなものかを正しく理解し、自分で気がつかないうちにストレスをためてしまっていたことに気づいてください。そのように、自分の個性の課題をしっかりと意識することができれば、極端に強いストレスを感じることを避けることができるようになるのです。

⑤ うつのきっかけ その1
人づきあいの極端型

一 人づきあいの極端型の特徴

私たちの悩みで一番多いのが、人間関係の悩みです。友だちづきあいの悩み、会社の同僚とのつきあいや上司との関係での悩み、ご近所づきあいの悩みなど、人間関係での悩みは数多くあります。そして、かなり深刻な悩みを抱える人も多く、ストレスとなりやすいのです。

人間関係の悩みを抱えて、うつにまで結びつく人には、ある共通の特徴があります。それは、「他人と話をするのが嫌いで、一緒にいると気疲れする」という特徴です。

他人と楽に話ができる人は、誰とでも話をすることが楽しく、話すのを止めることが難しいほどです。それに対して、「人づきあいの極端型」の人は、話すことが嫌いで、友だちや家族ともあまり話をしません。そのために、自分独りの世界にこもったような状態になってしまいます。

周りの人が話しかけても、「ええ」「はあ」というような、返事しかしません。ですから、何を考えているのかもわからない状態になり、周りの人も無理に話をさせようとしなくなってしまいます。それほどに、人と話をするのが嫌いという特徴を持っていることから、周りから話しかけられなくなっても寂しいと感じることはなく、逆に「話さなくてもいい」とほっとするのです。ですから、いよいよ周りの人と話をしなくなってしまうのです。

さらに、「他人と一緒にいると気疲れする」という特徴を合わせて持っています。人好きのする人の場合は、他人と一緒にいることを楽しいと感じます。さらに人数が多ければ多いほど、より楽しいと感じます。ですから、初対面の人や、よく知らない人と一緒であっても、まったく気をつかうことがなく、常に楽しい気分でいられるのです。他人と一緒にいることを楽しいと感じますから、独りでいることには寂しくて耐えられません。ですから、独りでいると、電話をかけたりして、常にだれかと繋がろうとします。

それに対して、「人づきあいの極端型」の人は、よく知っている人でも家族であっても、他人と一緒にいることに気詰まりを感じます。ですから、独りでいるのを最も楽だと感じます。

ただ、仕事で人に会うとか、用事がある場合は、その仕事の続くかぎりは一緒にいてもそれほどストレスを感じません。ところが、仕事が済んだ途端、すぐに離れて独りになりたくなるのです。つまり、仕事や作業など、その場でしなければならないことが決まっている場合は、大勢の人と一緒にいてもストレスを感じることはありません。ところが、何をしてもいい、とくに何をするということが決まっていないという状況になると、途端に独りになりたくなってしまうのです。ですから、会社の忘年会とか、高校時代の同級会とか、町内の親睦会とか、友だちの誕生日会なんかが苦手です。何を話していいのかわからないので、案内がきても絶対に断わることになるのです。

「人づきあいの極端型」の人は、人とつきあうのが嫌いですから、電話をすることも嫌いです。用事があって電話をするような場合でも、「今はきっと仕事が忙しいだろうから、電話をしたら迷惑だろう」と、勝手ないい訳をしてなかなか電話をしません。用事があるときでも電話をしたくないのですから、用事がないときには絶対に電話をしません。そのように電話が嫌いですから、かかってくる電話も嫌いです。ですから、用事がすんだらすぐに切ってしまい、余分な話は一切しません。そのように、無愛想な態度をとり続けますから、友だちがだんだん減っていくことになります。そして、つきあう人が減ることで、いよいよ安定し、楽に生きられるようになるのです。

そのように、人とつきあうのが極端に嫌いで、独りでいたいと強く願っているうえに、他人と話したくないということが重なるのが、「人づきあいの極端型」の特徴です。このような傾向を抱えていることから、普通の社会生活での人間関係にもかなりのストレスを感じてしまうのです。そのことを意識しないで、人間関係を広げたり複雑にしたりすると、ストレスをため込むことになり、うつになるきっかけとなってしまうのです。

二　子育てにストレスを感じ、自分を責めた母親

「人づきあいの極端型」の場合、思いもかけないところでストレスをためることがあります。それは、子育てです。

結婚をして、二人の子どもに恵まれた女性がいました。結婚した次の年に長男が生まれ、その三年後に長女が生まれました。それで、長女が三歳で保育園に行くようになるまでの六年間、子どもが二十四時間いつもそばにいる状況が続いたのです。彼女は、子

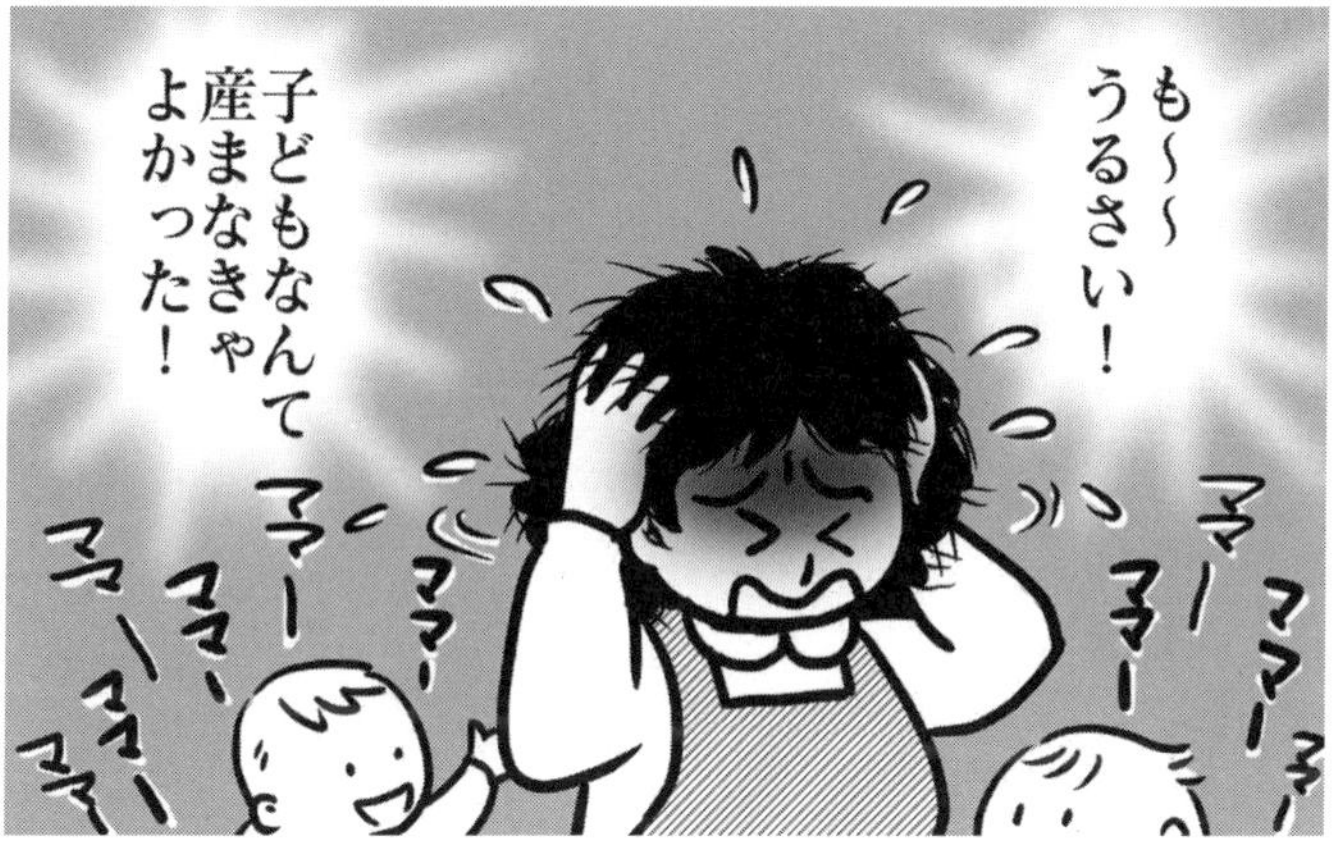
も〜〜
うるさい！
子どもなんて
産まなきゃ
よかった！
ママー
ママー
ママー
ママー
ママー
ママー
ママー

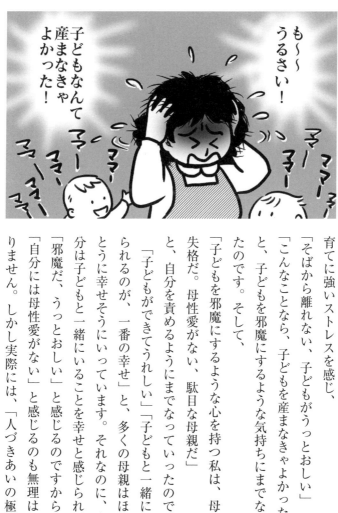

育てに強いストレスを感じ、

「そばから離れない、子どもがうっとおしい」

「こんなことなら、子どもを産まなきゃよかった」

と、子どもを邪魔にするような気持ちにまでなったのです。そして、

「子どもを邪魔にするような心を持つ私は、母親失格だ。母性愛がない、駄目な母親だ」

と、自分を責めるようにまでなっていったのです。

「子どもができてうれしい」「子どもと一緒にいられるのが、一番の幸せ」と、多くの母親はほんとうに幸せそうにいっています。それなのに、自分は子どもと一緒にいることを幸せと感じられず、「邪魔だ、うっとおしい」と感じるのですから、「自分には母性愛がない」と感じるのも無理はありません。しかし実際には、「人づきあいの極端

型」の個性を生きていたということだったのです。

私のところでカウンセリングをして、そのことを知った彼女は、「自分は母親失格ということではなかった」と、涙を流して喜びました。そして、私が彼女にした、「子どもが大きくなって、自分から離れる時間が増えるようになれば、心が安定する」という説明を聞いて、「子どもを愛おしく感じる」母親の心を取り戻しました。

このように、自分がどのようなことにストレスを感じやすいかを知らないと、意味もなく自分を責めることになるのです。また、このような悩みを周りの人に相談したとしても、「我が子がかわいく思えないなんて、信じられない」といわれるだけで、簡単にはわかってもらえません。そのために、いよいよ、「自分は変だ、何とかしなければ」と自分を責めることになってしまうのです。ですから、自分の個性は何を苦手と感じるのかを正確に知ることが、ストレスをためないためにとても大切なことになります。

「人づきあいの極端型」の人は、人と会うのが嫌いですから、多くの人と会わなければならない営業職は不向きで、「飛び込み営業」のような仕事は、いのちを削るような仕事になります。ですから、多くの人を相手にするような仕事は避けたほうが無難です。そのことをしっかりと意識して、ストレスをため込まないように注意しましょう。

6 うつのきっかけ　その2
仲良くしたいという思いの極端型

一　仲良くしたいという思いの極端型の特徴

人とつきあいたくない、独りでいたいと願うのが、「人づきあいの極端型」の人で、このタイプの人は、人づきあいをすることがストレスの種になります。それとは逆に、どんな人とも仲良くしたい、嫌われるのが怖くて、いつも心が繋がった仲良しでいたいと強く願う人が、「仲良くしたいという思いの極端型」の人です。

誰でもみんなと仲良くしたいと思います。しかし、現実的には、いつも心が繋がって仲良しでいられるとはかぎりません。そのときに、自分を中心に行動できる人は、人間関係で悩むことがありません。

それに対して、「仲良くしたいという思いの極端型」の人は、できるだけ多くの人と心が深く繋がることを願い、自分がみんなの心に受けいれられ、共にいることを喜びあえることを願うのです。そのために、すべての人に嫌われたくない、すべての人に「いい人だ」と受けいれてほしいと願い、周りの人の気持ちに合わせようと常に気を配ることになるのです。

「仲良くしたいという思いの極端型」の人は、気が合わないと嫌われるという思いが強いのです。ところが、周りの人の気持ちというのは、人それぞれですから、すべての人に合わせるようにするのはたいへんなことです。目の前にいる人の気持ちをしっかりと推し量り、それに合わせたと思ったら、すぐに違う人の気持ちを推測してそれに合わせるという作業を休みなくしていかなければなりません。そのような、たいへんな努力を重ねることで、どの人からも「あの人はいい人だ」と受けいれてもらえるようにしているのです。

しかし、周りの人の気持ちに合わせてばかりですから、自分の気持ちを素直に出すことができません。自分の気持ちを素直に出せば、気の合わない人から嫌われてしまいます。たとえ一人であっても、「あの人は嫌いだ」といわれたくないと思っていますから、自分の気持ちを出してぶつかるようなことは絶対にできません。そのように、常に気をつかっていますから、いつしか自分の本心も自分でわからなくなり、ついには自分を失《な》くしてしまい、自分を出せない状態になってしまうことになるのです。

周りの人から見ると、「素直でいい人」ということになるのですが、本人の心は、他人の気持ちに気を配り続けることに疲れています。そのように疲れる生き方から抜け出したいとは思うのですが、自分を出して嫌われるのが怖くて、やはり周りの人に合わせ続けることになるのです。

このように、「仲良くしたいという思いの極端型」の人は、周りの人がみんな「あの人はいい人」といってくれなければ、心の穏やかさを保てない世界に生きています。しかし、実際の社会に出ていけば、みんなに嫌われないで生きていくことなど不可能です。ですから、状況が厳しくなってくると、すぐにどうしていいのかわからなくなり、混乱することになるのです。

二　良い人と思われたいと願った果てにうつになってしまった

三十二歳の男性が、うつと診断され、休職することになりました。工業系の大学を卒業後、技術者として会社に就職して十年、仕事に熟練してきて周りの人すべてから頼りにされる存在になりました。「仲良くしたいという思いの極端型」であった彼は、頼りにされるのがとてもうれしく、周りの人の相談や仕事の肩代わりなども積極的に引き受けていました。そのために、彼の評判はすこぶる良いものになり、いよいよ周りの人から頼られるようになっていったのです。

何を頼んでも、快く引き受けてくれることから、周りの人は、ますます彼を頼りにし、仕事や相談事を持ち込んできます。とても全部を引き受けるのは無理だという状態になっても、彼はすべてを引き受けて断ることをしませんでした。そのために、オーバーワークになって、ついにはうつになってしまったのです。

周りから頼まれる仕事ですから、「これ以上は引き受けられない」と断れば、うつになるようなことはなかったのです。しかし、彼は「自分を頼りにしてくれる人の頼みを断ることはできない」と考えたのです。しかし、これは表向きの理由で、「仲良くしたいという思いの極端型」の彼は、「断ったら嫌われてしまう。それが怖い」という思いを心の底に抱えていたのです。ところが、そのような心の底にある「怖れ《おそ》」に、彼は気がついていませんでした。

多くの人もそうですが、たいていは、「期待されているのに、断ったら相手に悪い」

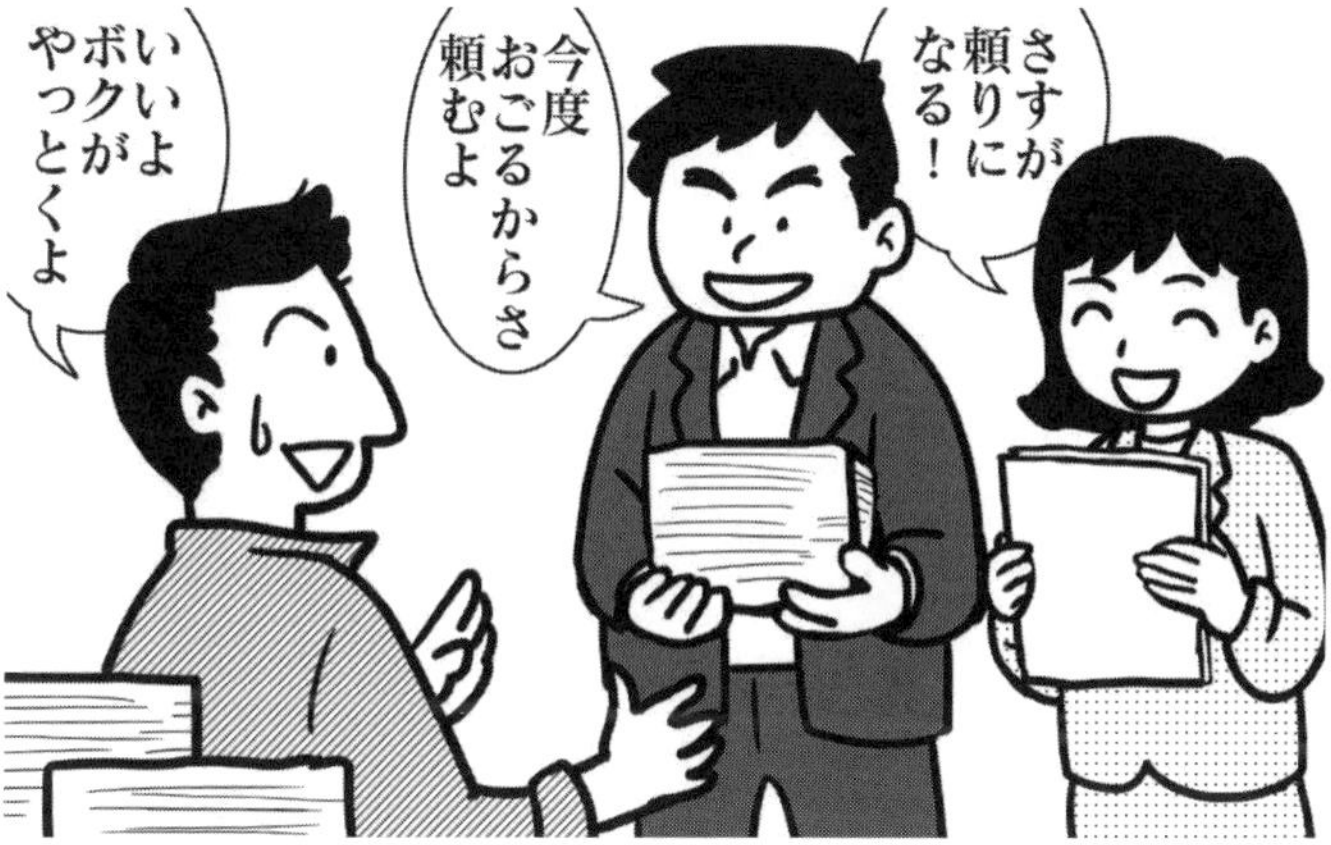
さすが頼りになる！
今度おごるからさ頼むよ
いいよボクがやっとくよ

とか、「人の役に立つことはいいことだ」とか、「困っている人は助けるべきだ」と、相手の人のために自分は頑張っていると考えているのです。ですから、自分が「嫌われることが怖い」という思いを持っているために、頼みを断れないとは思わないのです。

　ところが、多くの人と仲良くしたいというのが、素直な願いや希望であるならば、また「困った人のお役にたつ」と、ほんとうに相手のためにしているということならば、自分がつぶれるほどの犠牲を払ってまですることはないのです。たとえば、お金を貸してくれと頼まれたような場合でも、自分が生活できなくなるまで貸し続けることはありません。ところが、「仲良くしたい」というのが、「頼みを断って嫌われるのが怖い」という思いに裏づけられていると、どんな頼みであっても断ることができなくなります。そのために、我が身がつぶれることがわかっていても、すべてを引き受けてしまうことになるのです。

会社の同僚に、「今晩、飲みに行こう」と誘われて、都合が悪くても断れないという人は、注意する必要があります。「今度の日曜日、買い物につきあってくれない」と友だちから頼まれて、自分に別の予定があっても、「いいよ」と反射的に答えてしまう人は、注意する必要があります。「嫌われるのが怖い」「いい人と思われたい」という気持ちが強い人は、他人と仲良くしようとすることがストレスの種になってしまうのです。

7 うつのきっかけ　その3

好き嫌いの極端型

一　好き嫌いの極端型の特徴

人間関係にストレスを感じる人は多くいますが、ストレスの種は人間関係だけではありません。自分の好き嫌いにこだわる気持ちが強いと、変化に柔軟に対応することができず、環境が変わることに強いストレスを感じることがあります。そのように環境の変化を嫌う人にとっては、進学して学校が変わったり、就職して環境が変わったり、転勤して新しい土地に住むということが、大きなストレスになります。

「好き嫌いの極端型」の人は、好き嫌いのこだわりが極端で、自分になじむ世界がかなり狭くなっています。そのために、今の生活が変わらないことが一番落ち着くのです。このタイプの人の、生活を変えたくないという思いはかなり極端で、毎日使っているシャンプーの銘柄が変わるのも、朝食に飲むミルクの銘柄が変わるのも落ち着きません。

それほどに、生活の変化を嫌います。ですから、進学して学校が変わるとか、大学に進学して故郷を離れて独り暮らしをするというようなときには、大きなストレスを感じることになります。

「好き嫌いの極端型」の人は、変化が苦手で、なじみのないこと、今までにしたことのないことに出会うと、とまどいを感じてしまいます。反対に、変化を好む個性の人の場合は、変化が大好きで、知らないことに出会うとワクワクして元気が出るのです。このタイプの人は、転校や転勤が大好きです。

「新しいところに行ったら、どんなことが待っているだろう。きっと面白いことがあるに違いない」

「新しい仕事は、どんなことになるだろう。心機一転して、思いっきり頑張ろう」

というように、希望に満ちた心で新しい環境に臨むことができるのです。ですから、地方の支社に転勤とか、離れ島の出張所に転勤といわれても、そのことがストレスになるどころか、喜びになるのです。

ところが、「好き嫌いの極端型」の人にとっては、現在の環境を変えるのが強いストレスになるのです。ですから、転勤するというのは大嫌いです。それどころか、同じ会社の中での部署が変わるのも、席替えすらも嫌いです。さらにいえば、仕事のしかたが変わるとか、書類の仕様が変わって今までどおりでなくなるのも嫌《いや》なのです。そんな些《さ》細《さい》な変化であってもストレスを感じるのが、「好き嫌いの極端型」の人の世界なのです。

二　楽しいはずの結婚生活にもストレスを感じてしまう

「好き嫌いの極端型」の人は、とにかく変化が嫌いですから、食べるものでも、自分になじみのある好きなものだけを食べていたいと思います。ですから、海外旅行に行って、なじみの食べものがないというのは耐えられません。旅行に行って、その土地の郷土料理を勧められると、ほんとうに困ってしまいます。ですから、どこにも出掛けないようになります。

世の中には、いろいろな趣味を持っている人がいて、親切に勧めてくれる人がいます。「こんなに楽しいから、やってみたらどう」と勧められるのですが、なじみのないことはしたくないので、いつも断ります。そのうちに、断るのも気兼ねになることに気がつき、なるべく親密な交際をしないように気をつけるようになり、そのために友だちがほとんどいなくなります。

このように、「好き嫌いの極端型」の人は、自分が好きな生活をそのまま続けたいと願っているだけなのですが、それがあまりにも柔軟性のない狭い世界であるために、生活環境が変わることばかりでなく、友だちとの親密な交流さえもストレスに感じてしまうのです。

親密な交流にストレスを感じるのが「好き嫌いの極端型」の人ですから、多くの人が幸せに感じる結婚にも、大きなストレスを感じることになります。結婚というのは、それぞれに異なる文化の中で育ってきた二人が、その文化を融合して新しい家族の文化を作ることをしなければなりません。

結婚した二人が、お互いに新しいものが好きで柔軟な二人であれば、お互いの文化を好意的に取り入れて、

「君の家のお雑煮《ぞうに》って、おいしいね。これからは、これを家のお雑煮にしよう」

「あなたの家では、誕生日にこんなことをしていたんだ、これっていいね」

というように、お互いの文化の良いところを取り入れて、自分たちの家風にしていくことができます。今まで知らなかった文化を取り入れて、大好きな二人が自分たちにふさ

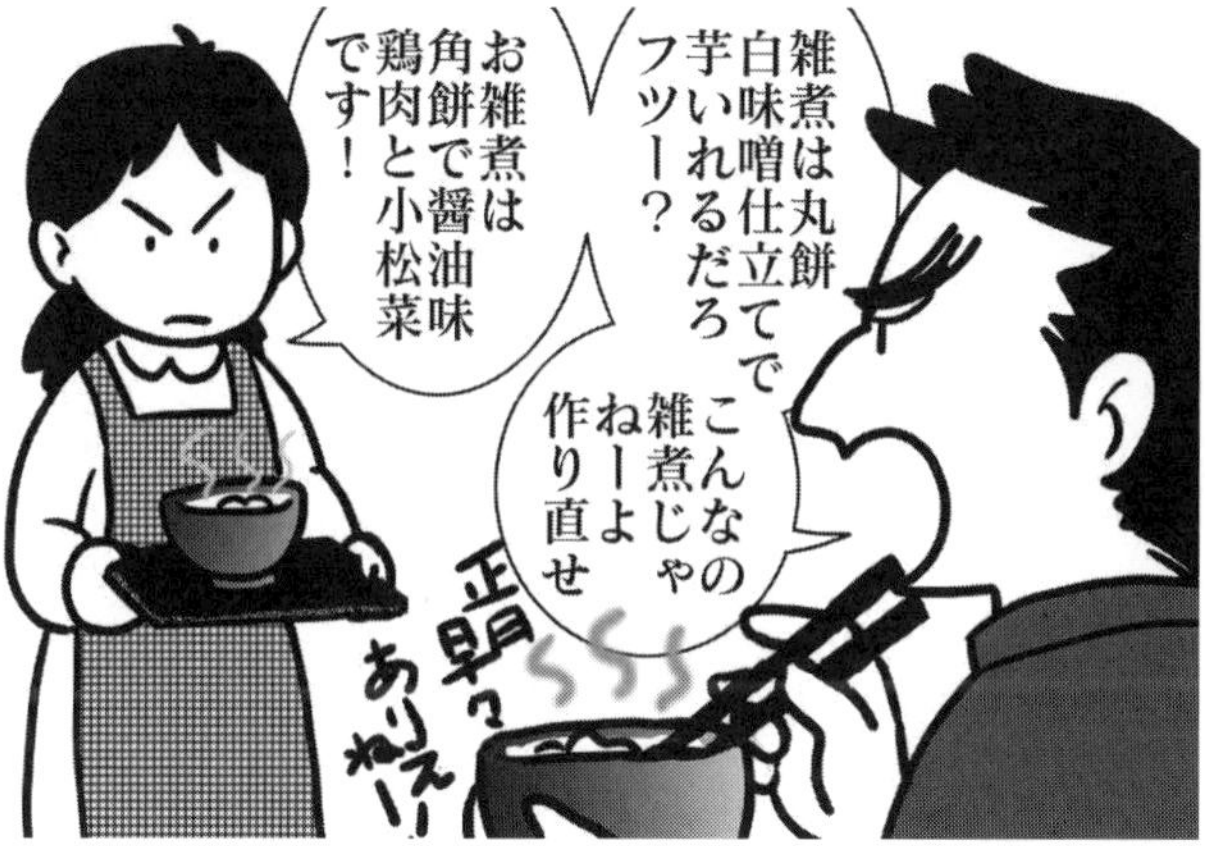
雑煮は丸餅白味噌仕立てで芋いれるだろフツー？
こんなの雑煮じゃねーよ作り直せ
お雑煮は角餅で醤油味鶏肉と小松菜です！
ありえない！
ありえねー!!

わしい新しい文化を築いていくのですから、二人にとっては結婚したことがワクワクするような喜びになるのです。

ところが、「好き嫌いの極端型」の人の場合は、異なった文化を融合させることがとても難しくなります。自分の生活を変えたくないと思っているのですから、

「お正月のお雑煮は、僕の家のじゃなきゃ嫌だ」
「誕生日はこうするもんでしょ。あなたの家のやり方は変よ」

というように、相手の文化を否定し、自分の文化に統一しようとしますから、生活のしかたを決めようとするたびに、争いが起きることになってしまいます。

このように、「好き嫌いの極端型」の人にとっ

ては、結婚した後で起こるカルチャーショックを乗り越えるのは、とてもたいへんなことなのです。今までの自分の生活のパターンを変えることに、大きなストレスを感じますから、柔軟に相手に合わせることができないのです。ところが、実際にはすべてを自分の思いどおりにはできませんから、妥協して相手に譲ることもしなくてはなりません。そこで、それがストレスの元になり、そのストレスがたまりすぎると、

「こんなことなら、結婚なんかしなきゃよかった」

と、結婚したこと自体を後悔するようにまでなってしまうのです。

このように、「好き嫌いの極端型」の人にとっては、幸せになるはずの結婚が、大きなストレスの種になるのです。そのことをしっかりと意識しないと、柔軟性がない頑固者と批判されてしまうことにもなりかねません。

「好き嫌いの極端型」の人は、変化を好まないわけですから、一つの仕事を極めるような職人仕事に就けば、自分の個性を生かすことができます。生涯をかけて一つのことを追い求め、「名人」「達人」と呼ばれるようになるのを目指す生き方がふさわしいのです。

8 うつのきっかけ その4 何かを判断し、決めるときの極端型

一 何かを判断し、決めるときの極端型の特徴

社会人になり、環境が変わったことにストレスを感じて、気分が落ち込むのが五月病です。「好き嫌いの極端型」の人は、これに注意する必要があります。さらに、転勤や部署変えなどにも、ストレスを感じますから、それにも注意が必要です。

いろいろな試練を乗り越えて、仕事を順調にこなし、周りから頼られるようになったところで、次に待ち構えているのが、「管理職症候群」です。責任のある立場になったとき、的確な判断や素早い決断ができないことで責任がまっとうできず、ストレスを感じるというのが「管理職症候群」です。これは、管理職になったとき、その部署をしっかりと運営できないことからストレスをためてしまい、深刻になるとうつにまでなってしまうものです。管理職になる前までは元気に活躍していた人が、管理職になったとた

んにつぶれてしまうということで、「管理職症候群」といわれるのです。

「何かを判断し、決めるときの極端型」の人は、普段から自分で考えて判断することが少ないことから、難しいことを考えるのが苦手です。ですから、課題が与えられると、「どうすればいいのか教えてほしい」と、すぐ誰かに聞いて答えを見つけようとします。ですから、答えを教えてもらえる人、つまりきちんと指示を出してもらえる上司がいるあいだは、何も問題が起きません。

ところが、自分が管理職になって、答えを教えてもらえる人がいなくなると、すべてを自分で考え自分で判断し自分で決断しなければならなくなるのです。そのために、「何かを判断し、決めるときの極端型」の人が管理職になると、自分で何も決められないことから仕事が滞り、責任をまっとうできないことになってしまい、そのために大きなストレスを感じることになるのです。そして、ひどくなるとうつにまで進んでしまうのです。

それとは反対に、何かをきちんと判断し、さらにしっかりと決められるタイプの人は、課題が与えられたとき、それを解決するための方法や手順を考え出す力があります。すぐには答えが見つからない場合でも、何とか答えを見つけようとして、調べつくし、研究しつくし、考えつくして最後には解決するという生き方をしています。ですから、自分で決めることができますから、責任のある立場がストレスになるということはないのです。

二　社長の期待に応えられなくてうつになってしまった

四十五歳でうつと診断され、一年の休職ののち退職した男性がいました。大学を卒業して地元の企業に就職し、総務部の仕事を続けてきました。社長にも、将来は幹部にと期待されていました。彼は、期待に応えて熱心に仕事をこなし、周りから信頼される人材になっていきました。役職も順調に上がって、三十五歳で係長になり、四十三歳で部長に就任しました。それと同じ年にそれまでの社長が会長になり、長男が社長に就任して代替わりしました。

若い社長は、従来からの慣例やしきたりを一掃して、新しい社風を作っていきたいと、「社風刷新」を掲げました。その思惑の中で、人事も刷新され大幅に若返りがはかられたのです。そのような会社の転換点で総務部長に就任した彼は、若い社長から「社風刷新」の先頭に立つように期待されました。

ところが彼は、その「社風刷新」の期待に応えることができず、社長からも周りの人からも信頼されなくなって、仕事を続けることができなくなってしまったのです。その結果、うつの診断書を提出して休職することになり、さらには退職せざるをえないことになってしまったのです。

彼は、会社を辞めてから私のところに相談にきました。彼は典型的な「何かを判断し、決めるときの極端型」の人でした。しかし、彼は自分が問題解決の能力が低く、新しいことを作り上げていくのが苦手なタイプの人間であるということを自覚していませんでした。それで、

「今までは、きちんと仕事をしてきて、部長にまでなった。ところが、自分は新しい社長に嫌われて、それでうまくいかなくなった」

と、仕事がうまくいかなくなったことを「社長に嫌われたため」と考えていたのです。

総務部では、文房具や備品の管理、社員旅行や防災訓練の実施、さらに社外広報などの仕事を受け持っていました。これらの仕事は、やり方が決まっていればそれをそのまま実施すればよいのです。営業部のように臨機応変の対応が期待されたり、開発部のよ

うに独創性が必要とされることはありません。その総務部という部署で、彼は直属の上司の指示を忠実に実施してきたのです。さらに、長年一緒に仕事をしてきた上司が「前例主義」の仕事をしてきたことから、彼も今までの仕事の中からどれかを選んで提案し、上司の了承を得て実施してきたのです。

このような仕事のしかたであれば、「何かを判断し、決めるときの極端型」の人でも無難にこなすことができるわけで、だからこそ係長、部長と順調に昇進もできたのです。ところが、新しい社長は「社風刷新」を掲げて、「前例主義」を否定してしまったのです。さらに部長になった彼には、指示を仰ぐ上司がいなくなってしまいました。彼は、今までの前例を少し変えたような企画を作って社長のところに提出するのですが、それで社長が満足するはずがありません。社長は、今までのやり方を大きく変えて、新しい社風を作りたいと考えているのです。しかし、彼は、社長が要求していることがどのようなことなのかを、正しく理解することができなかったのです。社長が望むことの意味が理解できないまま、自分の今までの仕事のスタイルで、前例を少し変えたようなことを提案し続けたのです。そのために、何度提出しても社長の了承を得ることはできません。それどころか、変わりばえのしない提案ばかりを繰り返したことで、「お前は能無

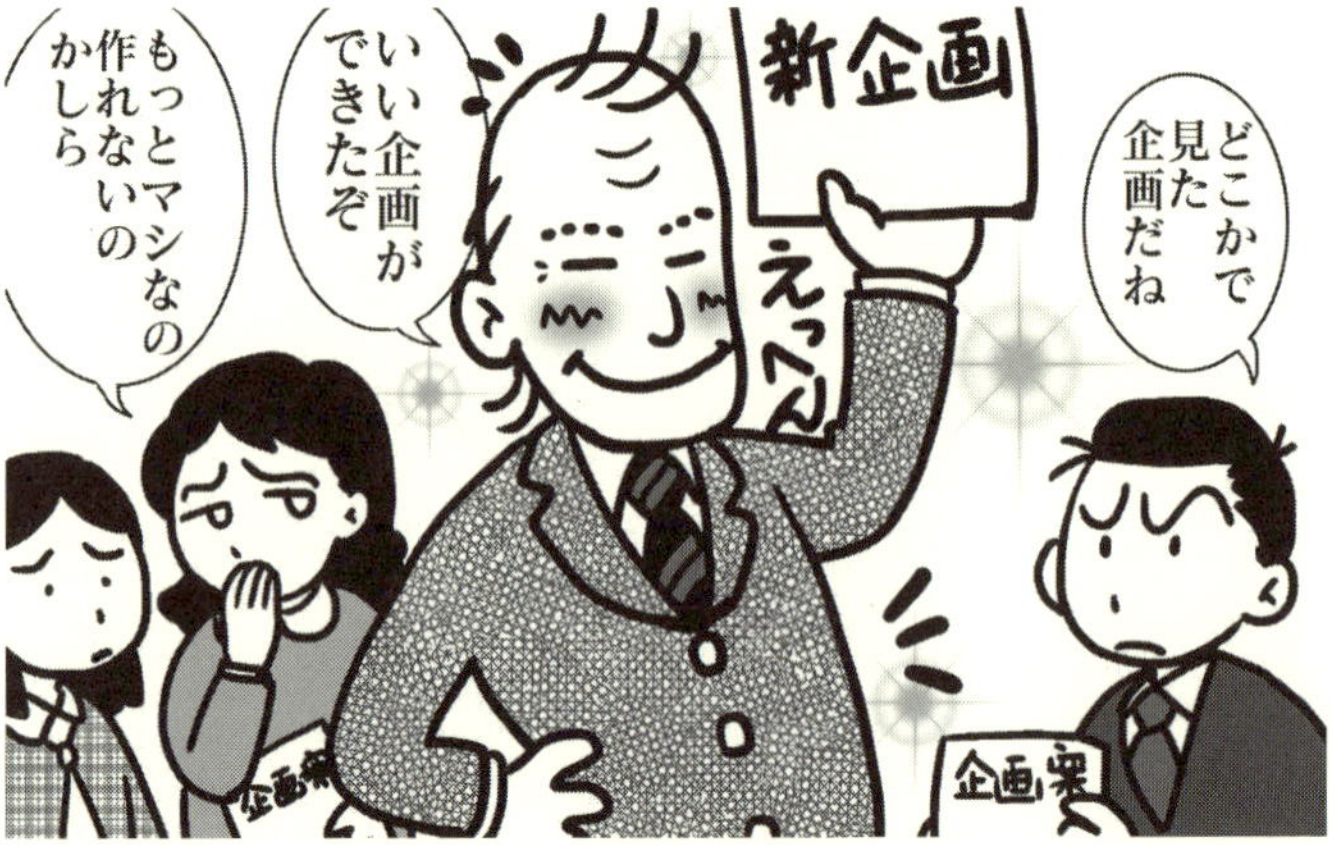
どこかで見た企画だね
新企画
えっへん
いい企画ができたぞ
もっとマシなの作れないのかしら
企画案
企画案

しか」と、部課長会議の場で社長から叱り飛ばされてしまったのです。

彼は、大勢の同僚の前で叱られて、面目をなくしたことを恨みに思いました。そして、「自分は新しい社長に嫌われて、いじめられているんだ」と思い込んでしまったのです。ですから、彼が私のところに来たときには、自分の仕事のしかたに問題があるとは、まったく思っていませんでした。それで、

「今までは、きちんと仕事をしてきて、部長にまでなった。ところが、自分は新しい社長に嫌われて、それでうまくいかなくなった」

と、うつになり会社を辞めざるをえなくなった理由を説明したのです。

いくつかの偶然が重なったとはいえ、彼が退職

せざるをえなくなった理由は、明らかに彼の仕事のしかたの問題です。ですから、自分が「何かを判断し、決めるときの極端型」で、自分で考えるのが苦手で、適切な判断をし、決断することができない傾向を持っているということをしっかりと意識して、それにそった進路を考えるか、その傾向を改善する努力を早くからはじめていれば、このような結果を招くことはなかったのです。

しかし彼は、自分の個性を意識することができず、「自分はできる人間だ」と考えていたのです。そのために、新しい社長の希望に応えることができない理由が、自分の側にあることに気づくことができず、「社長に嫌われていじめられた」と自分を正当化することになってしまったのです。

このような誤った自己認識を持ったままでは、これからの人生を前向きに生きていくことはできません。年相応の能力を求められても、それに応えることができなければ、またうつになることになってしまいます。だからこそ、自分の個性をしっかりと意識して、それにそった生き方をすることが大切になるのです。

うつにならないための方法

9

自分のありのままを伸び伸びと生きる

一 自分の個性を意識してストレスをためない

うつにならないために大切なことは、自分の個性をしっかりと意識することです。ストレスを感じやすく、クヨクヨと考え込む個性もあれば、何があっても前向きに進んで悩みとは無縁の個性もあります。私たちは、そのようにいろいろな人がいることは知っています。他人のことはよくわかっていますから、自分の知り合いの中から、それぞれの個性を持った人の名前をあげることができます。ところが、自分については、どのような個性を持っているのかを、自分ではよくわからないまま生きているのです。そのために、自分の個性に合わないことなのに、無理を重ねてストレスをためてしまい、ついにはうつになってしまうことがあるのです。

ですから、自分がどのような個性の人間であるのか、どのようなことに強いストレスを感じやすいタイプの人間であるのか、その水準がどれほどのものなのかをしっかりと意識して、無理をしてストレスをためないようにする必要があるのです。

「人づきあいの極端型」の女性が、電話セールスの仕事に就いていました。毎朝、名簿を渡され、順番に電話をかけてコピー機のセールスをするのです。一日に八十本以上の電話をかけるのが目標でした。彼女は、一生懸命に頑張りました。契約件数が増えれば給料も上がるので、それを励みにして頑張ったのです。ところが、努力はしたのですが、思うように売り上げを増やすことができません。いろいろとセールスの方法を工夫したのですが、やはりなかなか成果に結びつかなかったのです。

相談を受けた私は、即座に、

「電話セールスの仕事は、やめたほうがいい」

とアドバイスしました。彼女は、いきなりの話に面食らって、

「どうしてですか、私にはできないってことですか」

と、少し憮然《ぶぜん》として問い返してきました。それで私は、

「あなたは、エネルギーがあるので、できないことはありません。現に今まで、人並み

に仕事をされてきたでしょう」

「そうです、一生懸命にやってきました。一日八十本以上の電話という目標もクリアしてきましたし、そこそこの契約もとってきました」

「そうですね、やろうと思えばやれないことはないのです。しかし、喜んではできないということが問題なのです」

「喜んでできないって、仕事なんですから、喜んですることばかりじゃないでしょう。嫌いなことでも、一生懸命するのが仕事でしょ」

「たしかにそのとおりなのですが、『人づきあいの極端型』のあなたは、電話をかけるのが嫌いなのです。それに対して人づきあいが大好きな人は、電話をかけるのが大好きなのです。ですから、このタイプの人は、勤務時間一杯電話を喜んでかけ続けますから、目標の八十本を楽々と越えていくことができます。しかも、電話をかけることが楽しいのですから、契約が取れなくても落ち込むことがなく、『じゃあ、次いこ』と前に進み、毎日毎日楽しく仕事をすることができるのです。毎日ストレスもなく、楽しんで仕事をしていますから、いつのまにか成績も上がり、いよいよ仕事が楽しくなるのです」

「へー、この仕事を楽しんでしている人がいるんですか」

「そうなのです。それに対して、あなたは『人づきあいの極端型』の人ですから電話をかけるのがほんとうに嫌いなのです。ですから、『これは、仕事だから』と、毎日力を振り絞るようにして電話をかけているでしょう。それで、目標の八十本を何とかこなせば、『やれやれ、なんとかこなした』と感じるのです。また、契約が取れないと、『また駄目だった、もう嫌だこんな仕事』と落ち込みながらも、『でも、仕事だから頑張らなきゃ』と思って、力を振り絞って仕事を続けているでしょう」

「そうです、そのとおりです。どうしてそんなことがわかるのですか」

「それが、『人づきあいの極端型』の人の特徴だからです。その個性を変えることはできませんから、あなたは、この電話セールスの仕事をするかぎり、力を振り絞り続けなければなりません。そんなストレスの高い仕事をしているのですから、楽しんでできないどころか、あなたの心はいつの日かつぶれるかもしれません。それほど『人づきあいの極端型』のあなたには、電話セールスという仕事は相性が悪いのです」

「そうなんですか、それほど私には合わない仕事なんですか」

「人づきあいが大好きな人にとっては、天職のような仕事で、楽しくできてしかも成績を上げることができるのです。しかし、『人づきあいの極端型』のあなたにとっては、苦しみを感じる仕事で、しかも精一杯努力しても思うようには成績が上がらないという最悪の仕事なのです。ですから、自分の個性に合った仕事に変えた方がいいのです」

私は、このようにアドバイスをしました。自分の個性をしっかりと意識して、個性に合う仕事を選ばないと、ストレスを感じて悩み続けることになり、どれほど頑張っても、その努力が報われないことになってしまうのです。だからこそ、自分がどのような個性であるのか、どのようなことにストレスを感じるタイプなのかを、しっかりと意識する必要があるのです。

二　自分のありのままを、ありのままに受け止める

うつにならないためには、自分の個性をしっかりと意識して、個性に合わないことで無理をしないことです。特に、「極端型」の個性を内に抱え、ストレスを感じやすく、ためやすいタイプの人は、十分に気をつけて自分の限界を越えないように注意することが必要です。

うつの相談でカウンセリングに訪れた人に、私はその人の個性をしっかりと解説し、

日常生活で何に注意すべきかをアドバイスします。そのアドバイスに従ってしばらく生活をしてもらうと、みんな眼がさめたような感じになり、自分の個性に合った生活をすることが、どれほど楽でストレスの少ない世界であるかを実感します。そして、今まで何に無理を重ねてきたのかをしっかりと自覚し、さらにそれをうまくさばく方法を学ぶことで、だんだんと元気になっていくのです。

ところが、元気になって前を向いて歩めるようになると、誰もが同じ思いを持つようになります。その思いというのは、「苦手なこと、したくないことをしないと、ストレスを感じなくてすむので楽なんだけど、このままだと、能力のない人間、駄目な人間と思われるので、なんとかしたい」というものです。そして、苦手だった他人との交流を克服するために、人間関係を広げたり、環境の変化に強くなろうとして、新しいことに精力的に取り組んだりする人が出てくるのです。

周りの人から仕事を頼まれ、嫌われたくないという思いが強くて、断ることができずにすべてを引き受け、過労からうつになった男性がいました。彼は、三か月の休職の後復職したのですが、病気になった原因が、他人に嫌われることを恐れる自分の心の傾向だとカウンセラーから聞かされていました。それで、その自分の性格を変えようとして、周りの人から頼まれる仕事をすべてきっぱりと断るようにしたのです。それによって、他人に嫌われることを恐れず、自分の思いをしっかりと主張できるようになろうとしたのです。しかし、その結果は、周りの人が冷たいまなざしを向けるようになったと感じ、そのまなざしに耐えられず、すぐに元気がなくなってしまいました。それを見かねた上司があいだに入って仕事をコントロールしてくれたので、何とか踏みとどまって仕事を続けることができました。

うつにまでなって、自分の心がどこにストレスを感じやすいのかをしっかりと意識した人は、最初はストレスを感じるところを避けて元気を取り戻そうという気持ちになるのです。ところが、心が元気になってくると、ストレスを感じやすいことを自分の欠点と考え、その欠点を改善してより力強い人間になり、ストレスを感じない人間になろうとするのです。そのように考えるのは、自分の欠点を克服しないと、きちんとしたまともな人として周りから信頼されないと思うからです。しかし、ストレスを感じやすい自分の個性を短期間で変えることは極めて難しいのです。それなのに、それを改善しようと、自分が苦手とするところに強い負荷をかけるわけですから、心が耐えられるはずが

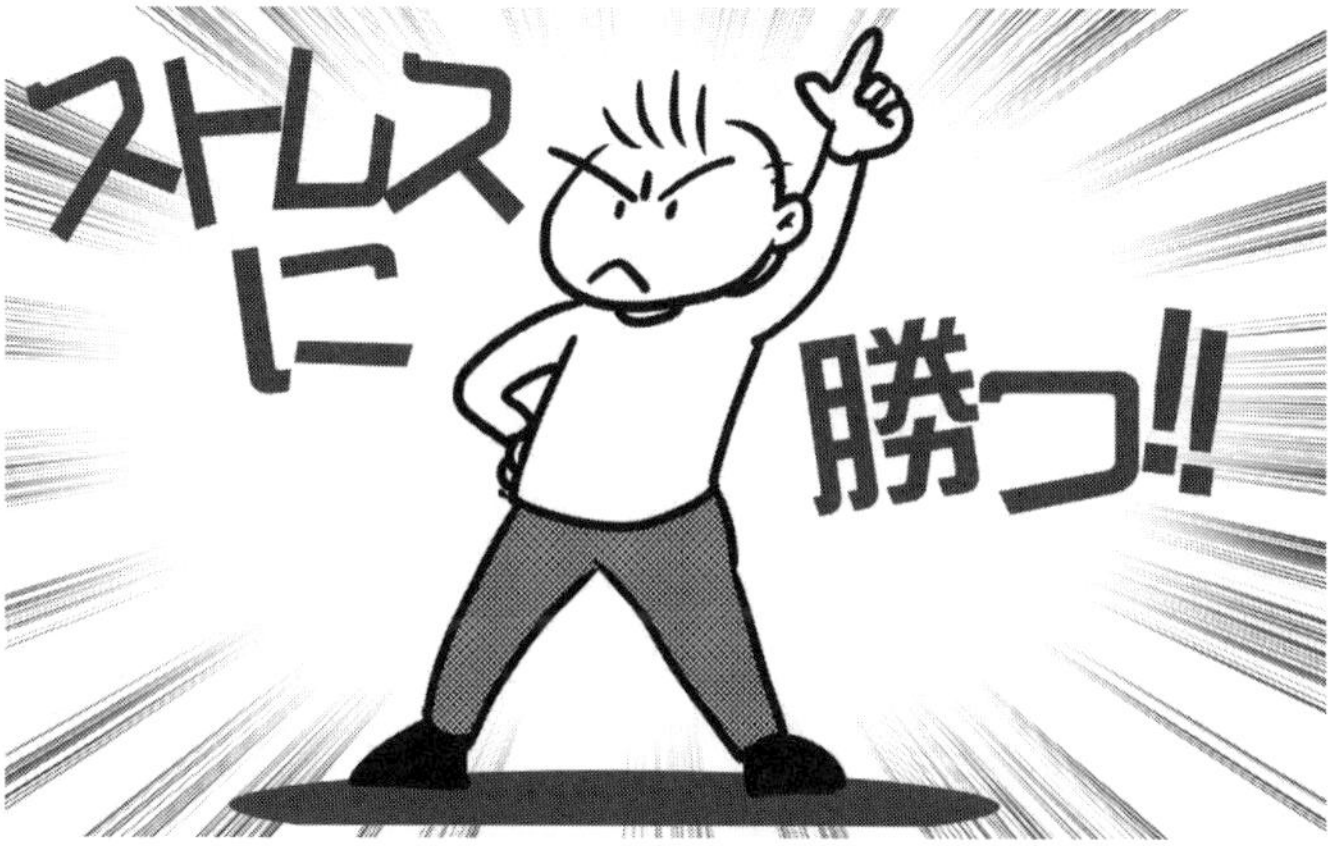

ありません。
さらに、このように、自分がストレスを感じやすいところを、自分の欠点と考え続ける限り、「自分は駄目な人間だから、うつにまでなってしまった」と、自分を責めることが続いてしまいます。これでは、いつまでたっても、健やかな心を取り戻すことはできません。
うつを改善して、せっかく復職を果たしたにもかかわらず、自分の性格を変えようとしてつぶれそうになった男性に、私はそのことを話しました。「あなたが、うつになった原因は、『周りの人に嫌われたくない』という思いが強くて、頼まれた仕事を断れなかったことです。頼みを断って嫌われることがあなたにはストレスになり、それを避けるために仕事を引き受けすぎたからです。

ですから、前と同じようなうつにならないためには、仕事を断って、周りの人に嫌われても平気な性格になるという方法もあります。しかしあなたは、今回のことで、自分の性格を変えることはとても難しいということを実感しました。

じつは、うつにならないためには、もう一つの道があるのです。それは、周りの人に嫌われるのはつらいという性格をそのままにして、自分がまた病気になって周りの人に迷惑をかけて嫌われることのないように、徹底して仕事を調整するという方法です。

あなたは、自分の性格に問題があり、その欠点をなおさなければいけないと考えたでしょう。しかし、性格や個性というのは、行動の傾向であってけっして欠点ではないのです。ですから、なおそうとする必要はないのです。

では何が必要かというと、自分の性格や個性にそった自分らしい行動を身につけることなのです。それが、今の場合は、『嫌われたくないから、迷惑をかけないような仕事のしかたをしよう』と、自分でしっかりと意識することなのです」

私の話を聞いて、彼は自分がしてきたことの意味を、初めて理解しました。彼は、「自分が駄目な人間だ」と思われたくなくて、うつになった原因を無くそうとしたのです。そうすれば、自分の欠点を無くして、人間的に成長できると考えたのです。しかし、そのように自分の個性を変えようとすることは、とても難しいことだと実感しました。そして、私の話を聞いて、自分の個性を変える必要はなく、人に嫌われたくないという個性をそのままにして、嫌われないような仕事のしかたとして、病気になってつぶれるようなことをして迷惑をかけないように精一杯努力しようと、自分の個性にそった生き方を見つけて、自分らしく生きる道があるということを知ったのです。

じつは、私たちの性格や個性というのは、善悪の評価をするようなものではないのです。何が善《よ》くて何が悪いということはないのです。「周りの人に嫌われたくない」という性格が、彼の場合うつの原因になったのですが、その性格が悪いということはけっしてありません。「みんなと仲良くしたい」という気持ちが、悪い性格だということなどあるはずがありません。

では何が問題なのかというと、「みんなと仲良くしよう」という世界を生きている人には、「腹黒い人に騙《だま》されることがある」とか、「ずるい人に利用されることがある」という負の一面があるということです。それに対して、「嫌われることを恐れない」で自分の思いのままに生きている人には、「周りの人と仲良くなりにくい」とか、「自己中心のつきあいにくい人と思われる」という負の一面があるということなのです。

どちらの個性を生きたとしても、良いこともあれば悪いこともあるのです。ですから、自分の個性を悪いと考えてなおそうとする必要はないのです。ですから、うつを根源から克服するためには、自分の個性を善悪の判断を超えてありのままに受け止め、個性のままに生きることのできる道を見つける努力をすることこそが必要になるのです。

三　それぞれの個性には、良い面と悪い面がある

うつになりやすい個性と、なりにくい個性というのはたしかにあります。うつになりにくい楽観型の個性は、全体を肯定的に受け止め、クヨクヨとした悩みを心にためない傾向を持っています。それに対して、うつになりやすい悲観型の個性は、全体を否定的に受け止め、心配性で些細なことまでクヨクヨと悩み続ける傾向を持っています。

うつになるかならないかという視点から見ると、楽観型の「全体を肯定的に受け止める」というのは良いことなのですが、この個性に問題がないわけではありません。典型的な楽観型の個性の人は、自分に対して絶対的な自信を持っています。ですから、自分

が不幸に見舞われても、最後には絶対生き残れると確信しているのです。この自信と確信があるために、彼らは、テロリストが暗躍し、毎日自動車爆弾で何十人と殺されるような危険極まりない国にでも平気で出かけていけるのです。日本の外務省が、「その国は危険だから、渡航するのを中止してください」と勧告しても、「私は大丈夫」という自信と確信があるからこそ、平気で出かけることができるのです。

しかし、典型的な楽観型の人であっても、ときには大きな失敗をすることがあります。ところが、「クヨクヨとした悩みを心にためない」という傾向を持っていますから、失敗したことをすぐに忘れて、また「自分に対する絶対的な自信」の世界に戻るのです。その結果、自分の失敗を深く反省することがなく、同じような失敗を何度も繰り返すことが多くなってしまうのです。

このように、楽観型の「全体を肯定的に受け止める」という個性には、その個性の裏返しともいうべき問題があるのです。それをまとめてみると、

1、自信がありすぎて、無謀《むぼう》なことをしやすい。

2、自信がありすぎて、思いついたことを吟味せずにすぐ実行に移してしまう。

3、自信がありすぎて、細かなことに注意を払うことができない。

4、深く反省することがなく、同じ失敗を繰り返すことが多い。

5、細かな作業、緻密な仕事を長時間続けるのが苦手。

楽観型の「全体を肯定的に受け止める」という個性の裏には、このような問題が隠されているのです。これらの行動は、じつは悲観型で「全体を否定的に受け止める」という、うつになりやすい人は絶対にしないことです。

悲観型の「全体を否定的に受け止める」人は、自分に対する自信が持てません。ですから、無謀なことは絶対にしません。また、自分は不幸を呼びやすいと信じていますから、自分の思いつきについても自信が持てず、すぐに行動に移すことはしません。そして徹底的に吟味した後で、絶対大丈夫とわかったうえで行動に移します。このように、行動に移すまでに時間がかかりすぎますから、好機を逃がすということも多いのですが、それでも絶対に冒険はしません。

さらに自分が失敗すると、いつまでもクヨクヨと悩み、しっかりと深く反省しますから、二度とこんなことはしないと心に刻みつけます。ですから、同じ失敗は絶対にしません。悩んでいるあいだは、心が沈んでいるので、積極的に仕事はできませんが、二度と同じような失敗はしません。それだけは間違いがありません。

このように、個性が持っている短所というのは、その個性の長所の裏返しなのです。ですから、どのような個性でも、長所があれば必ずその裏返しの短所があるのです。

うつになりやすい個性に、人づきあいが嫌いというのがありました。このタイプの人は、社会に出て多くの人と関係を持たなければならなくなると、それだけでストレスを感じてしまいます。それとは反対に、人づきあいが好きな人は、多くの友だちがいて、いろいろな人とのネットワークを作って、仕事にも大いに役立てています。ですから、人づきあいが嫌いな人は、「人づきあいが楽にできるようになれればいいのに」と願うようになります。

ところが、人づきあいが好きな個性というのは、その裏にやはり問題を抱えているのです。「人とつきあうのが楽しい」というタイプの人は、たしかに多くの友だちがいて、人間関係を負担に感じることはありません。しかし、「人とつきあうことが楽しい」という気持ちが強いことから、「独りでいるのが寂しい」という気持ちも強いのです。ですから、独りになって、自分の世界を深めるということが苦手になるのです。

それとは反対に、「人とつきあうことが嫌い」という人は、「独りでいるのが一番楽」という世界を生きていますから、独りでいて自分の世界を深めることがしやすいのです。

ですから、自分の世界を深めて、自分らしい豊かな人生を手応えをもって生きていくことができるのです。

このように、個性というのは、ある見方からすると長所と考えられているところが、見方を変えれば短所にもなるのです。ですから、うつにならないような個性になりたいといって、もしそれが実現したとしても、望むところだけが変わるわけではなく、今まで自分が持っていなかった短所を引き受けることにもなってしまいます。そのように、個性を変えるというのは、考えているほど単純なことではないのです。

四　個性のままに光り輝く

うつにならないためには、ストレスをためないようにすればいいのです。では、どうすればストレスをためないようにできるのかというと、自分の個性に合った生き方をすれば、一番ストレスがたまらないのです。

楽観型で「全体を肯定的に受け止める」という、うつになりにくい個性の持ち主であっても、決められた細かな仕事を、毎日一人でやり続けなさいといわれると、大きなストレスを感じてしまい、ついにはできなくなってしまいます。ところが、悲観型で「全体を否定的に受け止める」という個性の人は、このような仕事にそれほどストレスを感じることがなく、たんたんと続けることができるのです。

難しい仕事を与えられると、「絶対解決してやる」と闘志を燃やすタイプの人がいます。このような人は「管理職症候群」にはなりません。しかも、大きな成果を上げ、周りから称讃されることも多いでしょう。ところが、このタイプの人は、自分に絶対の自信を持っていますから、人から命令されたことに素直に従うことができないのです。ですから、会社に入って日が浅いうちは、自分を殺して上司のいうことに従わなければならないので、大きなストレスを感じることになります。そこを乗り越えて、自分の力が発揮できるポジションを得れば、そこからは伸び伸びと生きていけるようになります。

それに対して、「管理職症候群」になりやすい「何かを判断し、決めるときの極端型」の人は、自分で考えるのは得意ではありませんが、人から命令されたことを素直に実行することに、何の抵抗も感じません。むしろ、指示されたことだけを忠実に実行しようとさえします。

このように、個性によって、ストレスを感じるところが違うのです。ですから、うつになりやすい悲観型の人であっても、自分の個性がストレスを感じることの少ない生き方をすることはできるのです。逆に、うつになりにくい楽観型の人であっても、個性に合わない生き方をすれば、大きなストレスを抱えることになるのです。

つまり、うつになりやすい個性が悪いわけではないのです。自分の個性をしっかりと意識しないで、個性に合わない生き方をしたり、我慢できないほどのストレスをためてしまう生き方をすることがよくないのです。ですから、自分の個性が持っている長所と短所を十分に理解して、その長所を生かすような生き方をすれば、大きなストレスを抱えることがなくなるのです。その結果として、うつにはならない人生を送ることができるのです。

『阿弥陀経《あみだきょう》』には、浄土のようすがいろいろと説かれていますが、そこには、

池の中の蓮華《れんげ》、大きさ車輪のごとし。青き色には青き光、黄なる色には黄なる光、赤き色には赤き光、白き色には白き光あり。微妙香潔《みみょうこうけつ》なり。

（『真宗聖典』〈以降、聖典〉、東本願寺出版部、一二六頁）

と、蓮華の花がそれぞれの色に輝き、微妙香潔であると説かれています。絶対平等の世界である浄土では、みんなが理想の姿になるのでもなく、同じ姿になるのでもないので

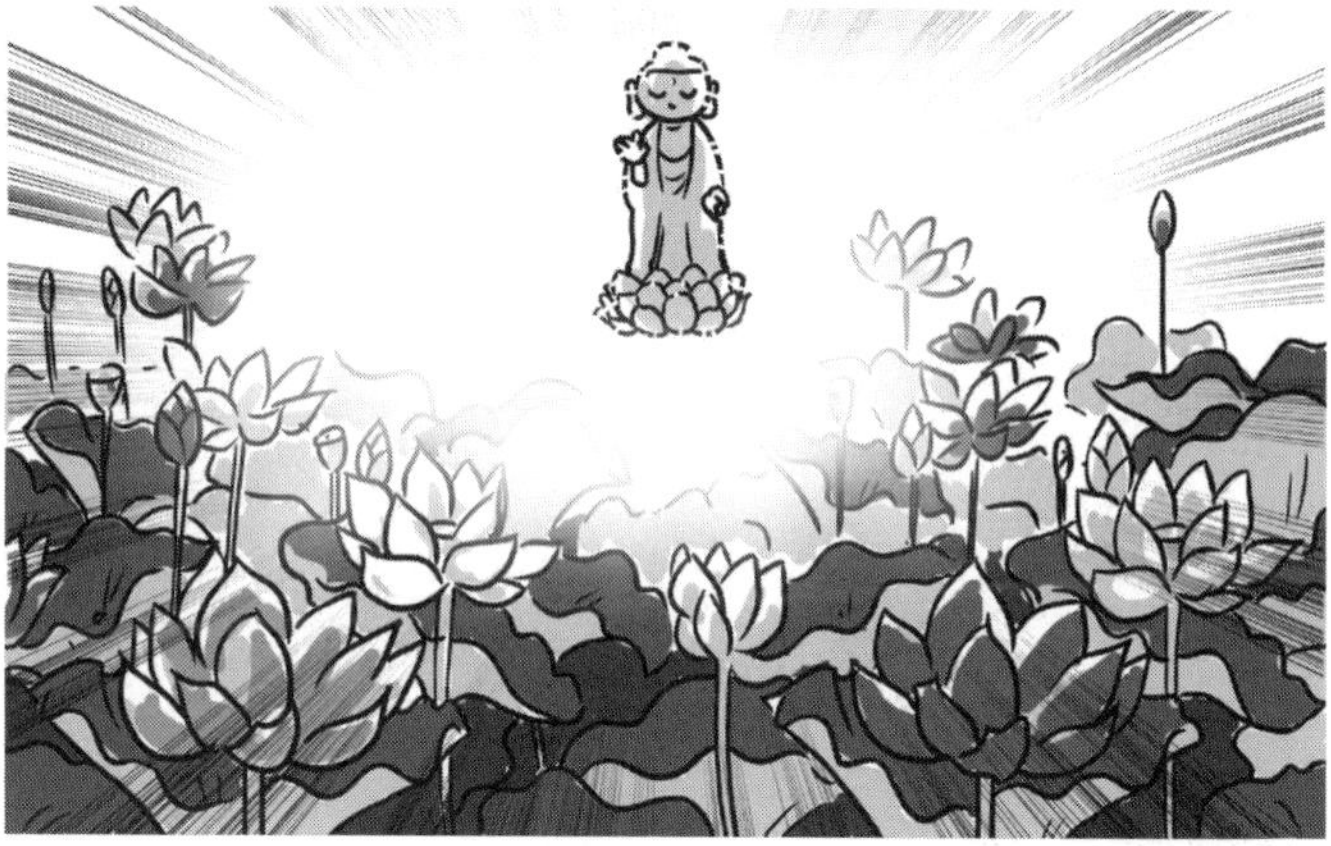

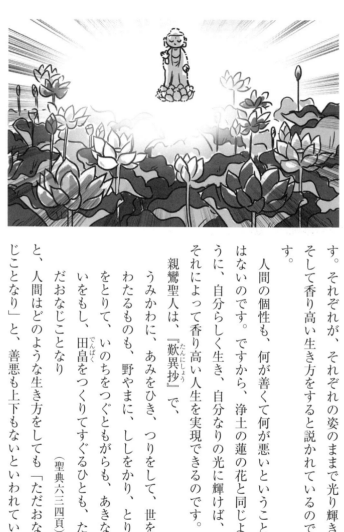

す。それぞれが、それぞれの姿のままで光り輝き、そして香り高い生き方をすると説かれているのです。

人間の個性も、何が善くて何が悪いということはないのです。ですから、浄土の蓮の花と同じように、自分らしく生き、自分なりの光に輝けば、それによって香り高い人生を実現できるのです。

親鸞聖人は、『歎異抄《たんにしょう》』で、

うみかわに、あみをひき、つりをして、世をわたるものも、野やまに、ししをかり、とりをとりて、いのちをつぐともがらも、あきないをもし、田畠《でんぱく》をつくりてすぐるひとも、ただおなじことなり　（聖典六三四頁）

と、人間はどのような生き方をしても「ただおなじことなり」と、善悪も上下もないといわれています。それぞれが、それぞれの人生を精一杯に生きていくのが、阿弥陀仏の平等の慈悲に摂取《せっしゅ》された人の生き方なのです。

そのように、自分をありのままに受け止め、その自分の個性にふさわしい生き方をして、ストレスが少なく、さらに自分の力が十二分に発揮できる生き方をするのが、一番充実した生き方になるのです。そのような充実した生き方を開くために、阿弥陀仏の平等の大慈悲に摂取された世界を、親鸞聖人は説かれたのです。

五　それぞれに安立する世界を開く

人間の個性はさまざまです。そして、それぞれに長所があり短所があるのです。ですから、自分がどのような個性を持って生きているのかをしっかりと意識して、自分らしい人生を精一杯に生きれば、充実した人生を開いていくことができるのです。

『無量寿経《むりょうじゅきょう》』には、浄土の情景がさまざまに説かれています。その中に、『阿弥陀経』で説かれていたのと同じように、蓮の花が、

その華《はな》、光明《こうみょう》、無量種の色なり。青き色には青き光、白き色には白き光あり。玄黄《げんおう》

朱紫《しゅし》、光色《こうしき》もまた然《しか》なり。
（聖典四三頁）

と、それぞれの色に咲いて、それぞれの色に光に輝くと説かれています。このように、それぞれが、それぞれの色に光り輝くというのが、絶対平等の世界の基本なのです。

さらに、『無量寿経』では、浄土の情景を説く『無量寿経』上巻の結びの言葉として、

各各《おのおの》無量の衆生を、仏の正道《しょうどう》に安立《あんりゅう》せしめたまう。
（聖典四三頁）

と説かれています。このように、浄土という絶対平等の世界は、それぞれの人が、それぞれの道に安立して生きていくことが実現されている世界なのです。それぞれがそれぞれの道を見つけて、その道に安立して生きていくというのが、さまざまな個性を持った人すべてが、最も充実した生き方を開く道なのだということです。

ですから、人づきあいが嫌いな人は、人づきあいが少ない職業を選び、自分の世界を充実させて、自分に自信が持てるような生き方を構築していくのがいいのです。間違っても、友だちが少ないことを気にして、友だちを増やしてにぎやかな人生にしようなどとは思わないほうがいいのです。

また、環境が変わるのが嫌いな人は、引っ越しをしなくてもすむ職業を選び、自分が一番落ち着く生活を続けて、よけいなエネルギーを使わないですむようにして、自分の

能力が十二分に発揮できる人生を送ることを考えるのがいいのです。間違っても、変化の速い現代の風潮に合わせて、最先端の生き方をしようなどと思わないでください。時代遅れといわれようが、「今どきそんなことをしているの」と悪口をいわれるようなことがあったとしても、自分を押し通して心を揺らさないでください。そうすれば、ストレスを感じることが最も少ない、自分なりの充実した人生を送ることができるのです。

このように、自分にとってストレスの少ない人生を、努力して築いていってください。周りからの要請に、ときには応えられないこともありますから、そのときには精一杯努力して自分を押し通さなければなりません。ですから、自分らしい人生を送ることは、それほど簡単ではありません。しかし、自分の個性にぴったりと合った人生を送ることが、最も充実した人生を開く道なのですから、しっかりと意識して進んでいきましょう。

そのように、それぞれが自分の個性のままに精一杯に生きることが、人間の生き方であるということが実感されたとき、すべての人をその個性のままに受け止め、それぞれの個性と生き方を認め合って、共に手を取り合って生きる共生社会が実現することになるのです。仏教では、そのように、すべての人がありのままに生きて、すべての人をありのままに受けいれ合った世界を、絶対平等の世界である浄土として説いているのです。

あとがき

ストレス社会といわれて久しい現代、かつてはストレスに強い人間になることが求められたのですが、近年ストレスがますます増大するにつれて、すべてに対応する人間になることが難しくなり、その努力にも限界がきてしまいました。そこで、多くなるばかりのストレスに対応するために、自分の個性を正しく理解することが注目されるようになったのです。

人間の個性には、長所と短所があります。できることとできないことを、それぞれに持っているのが個性です。たとえば、三世代同居の家族を、にぎやかで楽しいと感じる個性もあれば、それをうるさくて疲れると感じる人もいるのです。その逆に、結婚することなく一人で暮らすことを心地よいと感じる個性もあれば、それは寂しくて耐えられないと涙を流す人もいるのです。このように、個性には大きな幅があるのですから、自分が何にストレスを感じる人間なのか、何を得意としている人間なのかをしっかりと理解すれば、ストレスを感じる状況から離れて、心の悩みを少なくすることができるということなのです。

ところが、ストレスを抱え深刻に悩んでいる人に限って、自分の個性をありのままに受けいれることを拒否することが多いのです。ストレスを感じる自分は心の弱い人間で、それは克服するべきであると思い、さらには、もっと立派な人間になろうという思いによって、「ありのままの自分」を受けいれることを拒否するのです。その結果、いつまでも深い迷いを抜け出すことができなくなってしまいます。

そのような、ありのままの自分を拒否する心を破って、自分の個性をありのままに受けいれるためには、すべての人間を平等に見る仏教の智慧に学ぶ必要があるのです。仏教の智慧を正しく受けとめることで、自分らしい充実した人生を開くことができるようになるのです。このように、うつにならず健やかな人生を開くためにも、仏教の智慧が大きな意味を持っていたのです。

最後に、本書の出版を実現してくださった、法藏館社長、西村明高氏に心からお礼申し上げます。またさらに、原稿執筆段階から数多くの助言をいただいた編集部の満田みすず氏に、心から感謝申し上げます。

二〇一五年一〇月一〇日

和田真雄

和田真雄（わだ　しんゆう）

1953年、岐阜県に生まれる。1975年、信州大学人文学部卒業。1980年、大谷大学大学院博士課程満期退学。1982年、大谷大学特別研究員修了。2004年、名古屋大学大学院研究生修了。

1989年にカップルカウンセリングを設立し、家族の人間関係を調整するカウンセリング活動をはじめる。2002年、有限会社和田企画を設立。社会生活に不可欠なコミュニケーション力を指数化する心理テスト「ACS」を独自に開発し、一人ひとりの個性や組織の人間関係分析をもとにした人材育成、人材教育をはじめる。2012年、一般社団法人コミュニケーション・クオーシェント協会を設立し、結婚・家族・職場など全般にわたって、人間関係を良好に築くための講座やワークショップをはじめる。短期間で成果が出ることから、多くの人に支持されている。

現在、カップルカウンセリング代表、有限会社和田企画代表取締役、一般社団法人コミュニケーション・クオーシェント協会会長、龍谷大学非常勤講師。

著書は、『引きこもりを克服するための法話』『私でも他力信心は得られますか？』『安らぎの世界を開く信心』（すべて法藏館）など多数。

うつにならないための法話
二〇一五年一一月二〇日　初版第一刷発行
著　者　和田真雄
発行者　西村明高
発行所　株式会社　法藏館
京都市下京区正面通烏丸東入
郵便番号　六〇〇-八一五三
電話　〇七五-三四三-〇〇三〇（編集）
〇七五-三四三-五六五六（営業）
装幀者　山崎　登
印刷　立生株式会社　製本　清水製本所

ISBN 978-4-8318-8737-5 C0015

和田真雄先生の本

引きこもりを克服するための法話	一、〇〇〇円
私でも他力信心は得られますか？	一、〇〇〇円
気軽に読める、5分間法話 暮らしの中の、ちょっと気になる話	一、〇〇〇円
のこのこおじさんの 楽しくわかる歎異抄 上	七一四円
のこのこおじさんの 楽しくわかる歎異抄 下	一、〇〇〇円
老後に生きがいを見つけるための法話	五七一円
対訳勤行集 阿弥陀経	二八〇円